# 絶対わかる抗菌薬はじめの一歩

一目でわかる
重要ポイントと演習問題で
使い方の基本をマスター

矢野 晴美／著
（自治医科大学臨床感染症センター感染症科）

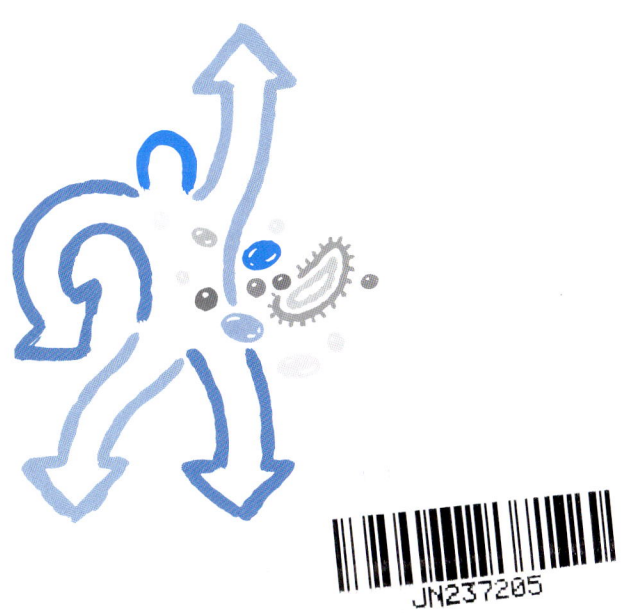

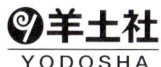

## 謹告

　本書に記載されている診断法・治療法に関しては，発行時点における最新の情報に基づき，正確を期するよう，著者ならびに出版社はそれぞれ最善の努力を払っております．しかし，医学，医療の進歩により，記載された内容が正確かつ完全ではなくなる場合もございます．

　したがって，実際の診断法・治療法で，熟知していない，あるいは汎用されていない新薬をはじめとする医薬品の使用，検査の実施および判読にあたっては，まず医薬品添付文書や機器および試薬の説明書で確認され，また診療技術に関しては十分考慮されたうえで，常に細心の注意を払われるようお願いいたします．

　本書記載の診断法・治療法・医薬品・検査法・疾患への適応などが，その後の医学研究ならびに医療の進歩により本書発行後に変更された場合，その診断法・治療法・医薬品・検査法・疾患への適応などによる不測の事故に対して，著者ならびに出版社はその責を負いかねますのでご了承ください．

# 序

　本書は，感染症診療の基本を学びたい学生，研修医向けの入門書として執筆した．また現場で研修医を指導する立場の指導医の先生向けにも，指導の参考書となれば幸いである．感染症の診療では，「抗菌薬」「感染症の疾患」「微生物」の3つの柱を中心に学習することが必要であるが，本書は，そのうちの「抗菌薬」という切り口で展開している．

　国内には，非常にたくさんの抗菌薬があり，「どれを」「どうやって」「どのようなときに」使用したらよいのか，よくわからない，と感じる研修医も多いと推測している．そのような「混乱」を抜け出し，少ない数の抗菌薬を早期にマスターすることで，研修早期の段階から適切な抗菌薬使用の大枠をつかむことを大きな目標とした．

　本書では，多忙な読者が短時間で，抗菌薬の基本的なことを修得できるように配慮した．臨床現場にはじめて立ち，実際に患者ケアにあたる初心者が，抗菌薬について，最低限知っておいてほしいことを厳選した内容にしている．また，筆者が感染症の専門医として，臨床上のポイントであると考える点については，できるだけ納めるようにした．本書でカバーしきれない個々の詳細な部分については，成書での確認や参照を行っていただきたい．

　抗菌薬は，だれでも原則を理解すれば，安全に，適正に使用できるようになる．本書が，臨床医学の初心者にとり，抗菌薬への入り口，つまり，「はじめの一歩」になれば幸いである．

　最後に，本書の執筆にあたっては，自治医科大学の関係者の皆様のご理解とご協力に深い感謝の意を表したい．また，本書の企画を下さり，私の希望をできるかぎり取り入れてくださった羊土社の杉田真以子様，高橋紀子様のご尽力に厚く御礼を申し上げたい．

　そして常に前向きに，私の仕事を理解しサポートしてくれている夫 矢野修司，そして故きわが子，いちこに本書を捧ぐ．

2010年2月

矢野晴美

# 絶対わかる抗菌薬はじめの一歩

一目でわかる
重要ポイントと演習問題で
使い方の基本をマスター

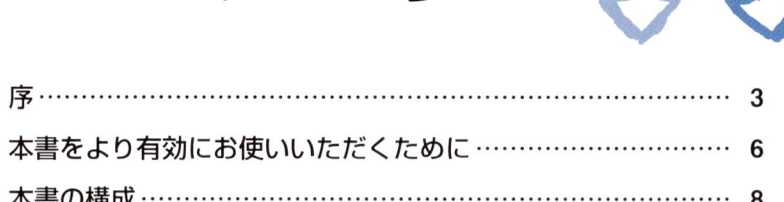

序 ……………………………………………………………………… 3
本書をより有効にお使いいただくために ………………………… 6
本書の構成 …………………………………………………………… 8

## Lecture ❶ スッキリわかる感染症へのアプローチ

1. 感染症診療の基本事項 ……………………………………………… 10
   1. 抗菌薬を使用する際の思考プロセス ……………………… 10
   2. 感染症診療のトライアングル ……………………………… 11
   3. 発熱基本検査セット（Fever work-up）…………………… 17
   4. 培養検体 ……………………………………………………… 18
   5. 感染症の分類 ………………………………………………… 20
   6. 抗菌薬の評価法 ……………………………………………… 20
   7. 抗菌薬を投与する場合の留意点 …………………………… 21

2. 抗菌薬の基本事項 …………………………………………………… 23
   1. 抗菌薬の表記方法 …………………………………………… 23
   2. 抗菌薬の作用メカニズム …………………………………… 24
   3. 抗菌薬を理解するうえでのポイント ……………………… 26
   4. 抗菌薬の薬物動態（PK-PD）における分類 ……………… 30
   5. 抗菌薬の諸外国における標準的使用量と国内の保険適用量 … 32
   6. 抗菌薬の併用について ……………………………………… 32

# Contents

## Lecture ② これが必須の知識 ～各抗菌薬の特徴と使い方～

1. ペニシリン系抗菌薬 …………………………………… 36
2. セフェム系抗菌薬とモノバクタム系抗菌薬 ………… 51
3. カルバペネム系抗菌薬 ………………………………… 66
4. グラム陽性球菌カバー薬 ……………………………… 75
5. アミノグリコシド系抗菌薬 …………………………… 93
6. ニューキノロン系抗菌薬 ……………………………… 105
7. マクロライド系抗菌薬 ………………………………… 119
8. クリンダマイシン ……………………………………… 131
9. テトラサイクリン系抗菌薬 …………………………… 140
10. メトロニダゾール ……………………………………… 148
11. ST合剤 …………………………………………………… 156

## いざ実践！CaseStudy

Case1～5 ……………………………………………… 167

### 付　録

1. 成人（腎機能が正常な場合）における国内の保険適用量と諸外国（米国の例）での一般的な投与量 …………… 190
2. 成人における腎機能による抗菌薬の用量調節 ……… 192
3. 妊婦および授乳婦への抗菌薬投与 …………………… 198
4. バンコマイシンの適正使用（上級編）におけるトラフ値の測定法と用量調節 ……………………………………… 201

索　引 …………………………………………………… 202

## 本書をより有効にお使いいただくために

### 1）本書テキストの活用方法

　　　本書は，どの章から読んでもいいようにしてある．
　　　Lecture 2（抗菌薬の各論）では，まとめの表を各項目の冒頭に作成したので，そこだけを全部の抗菌薬について目を通すだけでも基本を知ることはできる．そして表に続くテキストでは，表の内容をもう少し丁寧に説明した．
　　　各項目の最後には，演習問題を設け，学習した抗菌薬の使用の実際を提示した．Lecture 2 の後には，応用問題として CaseStudy を設けている．自分の実力試しだと思って，チャレンジしていただきたい．

### 2）ウェブサイトでのレクチャーの利用

　　　本書の書籍化のきっかけとなったのが，筆者が自治医科大学で研修医向けに行っているランチョンレクチャーであった．2006年から，「抗菌薬はじめの一歩セミナー」としてスタートし，2009年9月から新しい抗菌薬のレクチャーシリーズを開始した．
　　　本書テキストを読みながら，下記の自治医科大学のビデオオンデマンド（無料公開，フリーアクセス）によるビデオ学習も合わせると，より理解が深まると考える．

**【自治医科大学図書館 ビデオオンデマンド・サービスを利用したセミナーの受講】**

● 2009年 抗菌薬はじめの一歩セミナー

　　http://lib-stream0.jichi.ac.jp/stfind-public.asp?mode=2（一般公開の部屋 コンテンツ検索）にアクセスし，キーワードに「抗菌薬 15 分ポイントマスター」と入力して検索すると，以下の各セミナーへのリンクが表示されるので，是非ご覧頂きたい．
　　（1）ペニシリン系抗菌薬／（2）セフェム系抗菌薬／（3）カルバペネム系抗菌薬／（4）グラム陽性菌カバー薬／（5）ニューキノロン系抗菌薬／（6）マクロライド系抗菌薬／（7）ST 合剤とメトロニダゾール抗菌薬（2010 年 3 月中旬公開予定）

● 2006年 抗菌薬はじめの一歩セミナー

　　http://lib.jichi.ac.jp/video/video-openlist.html#anchor45649 から視聴可能．
　　注意：2006 年のセミナーは，内容が更新されていない箇所があることにご留意いただきたい．
　　例：新承認薬
　　　・アンピシリン・クラブラン酸（14：1 配合，クラバモックス®）小児用
　　　・ピペラシリン・タゾバクタム（ゾシン®）1 回 4.5 g，6～8 時間ごと （成人，腎機能正常）
　　　・レボフロキサシン（クラビット®）1 回 500 mg を 1 日 1 回（成人，腎機能正常）

### 3）ライブ版：抗菌薬はじめの一歩セミナー

　　　現在，ライブでのセミナーを計画中である．

◆ **全章を通じた参考文献のリスト**
1)「Principles and Practice of Infectious Diseases 7th Edition」(Mandell GL, ほか／著), Churchill Livingstone, 2010
2)「Clinical Infectious Disease」(Schlossberg D／編), Cambridg University Press, 2008
3) Archer GL and Polk RE. Treatment and prophylaxis of bacterial infections.Chapter 118, Section 4：Approach to therapy for bacterial infections.「Harrison's Principles of Internal Medicine 16th Edition」(Dennis LK, ほか／著), p. 789-806, McGwaw-Hill Professional, 2004
4)「THE SANFORD GUIDE TO ANTIMICROBIAL THERAPY 39th edition」(Gilbert DN, ほか／編), Antimicrobial Therapy Inc., 2009（毎年改定）翻訳版:「サンフォード感染症治療ガイド 2009 39 版」, ライフサイエンス出版, 2009
5)「Mayo Clinic Antimicrobial Therapy」(Wilson JW, Esters LL／編), Mayo Clinic Scientific Press, 2008
6) www.uptodate.com Version 17.3（各抗菌薬につき）
7)「The Washington Manual of Medical Therapeutics 32nd Edition」(Cooper DH, ほか／編), Lippincott Williams&Wilkins, 2007
8) 米国感染症学会（Infectious Diseases Society of America：IDSA）の各種ガイドライン
http://www.idsociety.org/content.aspx?id=4434#tm（無料ダウンロード可能）

◆ **推薦図書と文献**
1)「レジデントのための感染症診療マニュアル 第 2 版」(青木 眞／著), 医学書院, 2007
➡ 日本語で 1 冊購入するなら, これをお勧めします
2)「THE SANFORD GUIDE TO ANTIMICROBIAL THERAPY 39th edition」(Gilbert DN, ほか／編), Antimicrobial Therapy Inc., 2009（毎年改定）翻訳版:「サンフォード感染症治療ガイド 2009 39 版」, ライフサイエンス出版, 2009
➡ 日本では, 翻訳版のほうが見やすい. 翻訳版も毎年改定
3)「Clinical Infectious Disease」(Schlossberg D／編), Cambridg University Press, 2008
➡ 英語の感染症診療の良書, $70 ぐらいで比較的安価
4) Web 上での無料の抗菌薬情報サイト
Johns Hopkins 大学が無料で提供している情報サイト（Email 登録すれば使用可能）http://hopkins-abxguide.org/

## 本書の構成

本書は，臨床現場に初めて立つ研修医，医学部生向けに，まず最初におさえてほしい必須知識を厳選し，解説した入門書です．各抗菌薬ごとに重要ポイントを一目でわかるように示し，演習問題では実際の処方例などを考えることで応用力が身につきます．指導医の方は，是非研修医を指導する際の参考書としてお役立てください．

### Lecture 1

Lecture1 では，各抗菌薬の特徴を学ぶ前に知っておくべき，感染症診療の基本事項，抗菌薬を使用するうえでの考え方・留意点などについて解説しています．

### Lecture 2

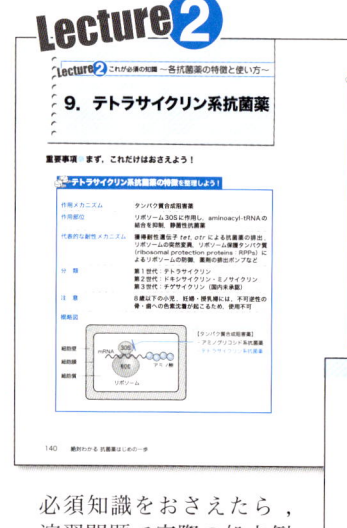
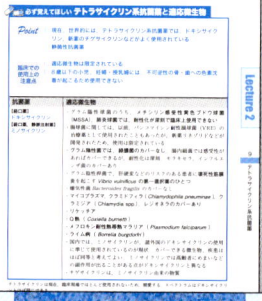

Lecture2 では，各抗菌薬ごとに冒頭で，必ずおさえるべき特徴，適応微生物などが一目でわかるようにまとめています．まず，この必須知識をしっかり理解することで抗菌薬使用の基礎固めができます．

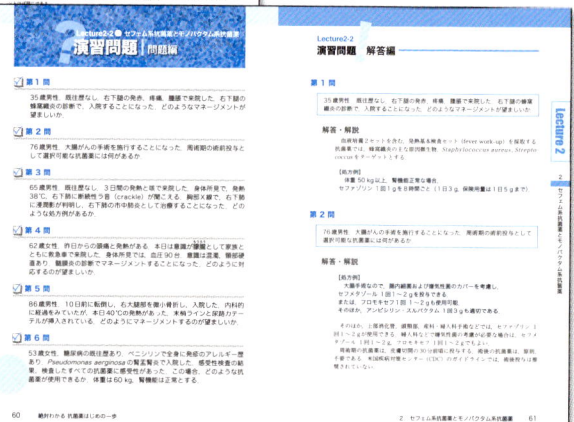

必須知識をおさえたら，演習問題で実際の処方例などを考えてみましょう．抗菌薬を「なんとなく」選ぶのではなく，根拠をきちんと理解したうえで適切に使用できるようになることを目指します．

### CaseStudy

最後に，CaseStudy に取り組み，本書で学んだ内容全体を確認しましょう．疑問点は，Lecture2 の該当箇所に戻って復習することで，さらに実践力が高まります．

> 巻末には，腎機能による用量調節が必要な場合や，妊婦や授乳婦に対する投与など，臨床現場で必ず役立つ内容をまとめた付録の表を掲載しています．是非ご活用下さい．

# Lecture 1
# スッキリわかる感染症へのアプローチ

1. 感染症診療の基本事項 ………………………… 10
2. 抗菌薬の基本事項 ………………………… 23

## Lecture 1 スッキリわかる感染症へのアプローチ

# 1. 感染症診療の基本事項

　この項では，抗菌薬の使い方を勉強したいと思っても，なかなかよく理解できない，原則がわからない，という学生，研修医，一般医の方に，その基本をわかりやすく解説させていただきたい．

　診療のトレーニングにおいて，最も身につくのは，「患者に対する臨床判断を指導医または経験者と共有すること」である．これは"ベッドサイド・ラーニング（bedside learning, hands-on-learning）"という．また，カリフォルニア大学サンフランシスコ校のローレンス・ティアニー先生がおっしゃっていることであるが，"Every patient is your best teacher.（**ひとりひとりの患者が最善の師である**）"

　私は数カ月臨床を離れ，患者さんに接しないときがあったが，やはり患者さんを診療したいととても強く思った．患者さんあっての医療，患者さんあっての医師であることを肝に銘じて，日々の診療にあたりたいと思っている．読者の方々にも，「医療の主役は患者である」，「患者に寄り添う」ことがとても大切であることを忘れないでいてほしい．時に，抗菌薬などにとらわれなくても，「患者さんに（その気持ちに，または人生に）共感（empathy）し，寄り添ってあげるだけ」でも，その患者さんにとっては最良の医療となることもある．

　さて，臨床判断のトレーニングは，本を読んだだけではなかなか実感できないが，**ウイリアム・オスラー博士**が言ったように「**地図なしでは航海できない**」ため，基本知識としての"地図"の役割として本書が役立てば幸いである．

## 1 抗菌薬を使用する際の思考プロセス

　抗菌薬を開始する場合には，"戦略"が必要である．戦略なしでは，戦（いくさ）には勝てない．では，どのような戦略が必要であるのか．感染症

診療に限らず,臨床医学に共通する思考プロセスを経ることが重要なのである.

表1では,7つのステップを提示する.どのような患者でも,この基本ステップをはっきりと意識して診療プランを立てるとよい.しかしながら日常の医療現場では,感染症が想定される場合に,「ただ闇雲に」,「CRPが高いから」,「発熱があるから」,カルバペネム系を朝夕2回点滴開始,といった診療になっている状況を見受ける.**なぜ,そのような安易な診療は不適切なのだろうか**.本書を読み進めるうちに,この質問に対する解答を自分で明確に認識できたなら,本書を"卒業"できたことになる.

**表1 抗菌薬を使用する際の思考プロセス(以下,感染症の思考プロセス)**

| Step 1 | 詳細かつ必要十分な医療面接と身体所見 |
|---|---|
| Step 2 | 体系的かつ網羅的な鑑別診断を挙げる.<br>感染症診療では,さらにこの段階で微生物学的な鑑別診断を挙げる |
| Step 3 | 微生物学的な確定診断をつけるための検査<br>(培養,抗体検査,抗原検査,PCRなど)を行う |
| Step 4 | **初期治療**(presumptive therapy(empirical therapy))を開始する |
| Step 5 | 検査結果を解釈し,培養結果と感受性を確認する |
| Step 6 | 上記の培養結果と感受性に基づき,<br>抗菌薬を**最適治療**(definitive therapy(specific therapy))**に変更する**<br>(ディ・エスカレーション(De-escalation)という).<br>感染部位と原因微生物により投与期間を決める |
| Step 7 | 必要に応じ,ワクチン接種,二次予防などを行う |

抗菌薬を使用する場合には,表1の思考プロセスが必須である.以降では,表1の感染症の思考プロセスを実行するための基本知識を解説したい.

## 2 感染症診療のトライアングル

図1を見ていただきたい.感染症診療では,患者(免疫状態),感染部位,原因微生物,抗菌薬の4つのファクターが重要となる.この診療のトライアングルのなかで,すべての動きが起こるのである."感染症"といっても,漠然としている.それを解き明かすには,「**一体どのような免疫状態の患者に**」「**どの部位に**」「**どのような微生物による**」感染症が起こっているのかを把握することが第一である.抗菌薬が適応になる場合には,「その

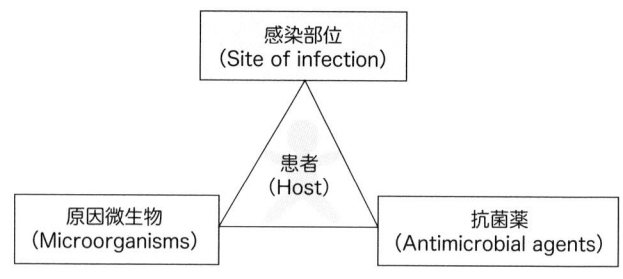

**図1 感染症診療のトライアングル**

患者で，この感染部位に対して，この微生物なら，この抗菌薬が第一選択薬で，用量はこの量で，この期間投与する」といった一連のプランを決定・判断することが必要なのである．

- どのような免疫状態の患者で
- どの部位の
- どのような微生物による

感染症なのか．だから，

- この抗菌薬を
- この用量で
- この期間

投与する，という治療が必要である．

という文章が脳裏をよぎり，診療プランを作成できると感染症の基本はマスターできている．

【例1】
- 8歳男児
- 咽頭炎
- *Streptococcus pyogenes* による感染症である．だから，
- アモキシシリン
- 40 mg/kg/day
- 10日間

投与する．

【例2】
- 45歳男性，既往歴なし
- 右大腿骨の骨髄炎
- MSSA による感染症である．だから，
- セファゾリン
- 1回2gを8時間ごと（1日6g，保険用量は5gまで）
- 6週間

投与する．

【例3】
- 28歳女性，既往歴なし
- 膀胱炎
- *E. coli*

による感染症である．だから，

- レボフロキサシン
- 1回500 mgを1日1回
- 3日間

投与する．

図1の感染症診察のトライアングルの意味を自分で理解し，実践し，説明できるようになってほしい．

### 1）患者（免疫状態）の把握

患者にはさまざまな人がいるが，感染症診療では，その既往歴，特に免疫状態を正確に把握することがスタート地点になる．

表2 臨床的に重要かつ代表的な免疫不全

| | |
|---|---|
| 糖尿病 | 好中球の貪食能，遊走能低下 |
| 肝臓病 | 補体産生低下，アルブミン低下による免疫不全 |
| 腎臓病 | 免疫グロブリンの腎からの喪失など |
| 透析患者 | 血流感染および人工血管（グラフト）感染のハイリスク患者 |
| ステロイド投与中 | マクロファージの貪食能低下，CD4（リンパ球）の低下による細胞性免疫不全 |

表2では，身近な免疫不全を挙げた．学生，研修医の方にはこれらの頻度が高い免疫不全を理解してほしい．"免疫不全"といっても，「どの免疫不全なのか」によって，罹りやすい微生物による感染症は異なる．したがって，「どの種類の免疫不全なのか」を把握することが重要である．細胞性免疫不全，液性免疫不全，好中球機能不全，好中球減少（化学療法などによる），リンパ球のCD4減少（細胞性免疫低下），リンパ節機能不全（放射線療法など），脾臓摘出後など，さまざまな免疫不全の種類がある．

免疫不全の種類は，表1の感染症の思考プロセス Step 2で，微生物を想定するときに（微生物学的な鑑別診断を挙げるときに），どこまで広げて微生物を含めるかの重要な決定因子になるため，重要である．

一般に，"免疫不全がある"と考えられる患者で，その鑑別に"感染症"が挙がるとき，**原因微生物として，緑膿菌 *Pseudomonas aeruginosa* はほぼ常に鑑別対象に挙げなければならない**．*Pseudomonas aeruginosa* は，頻度が高い"日和見感染"を起こす微生物として知られており，免疫不全患者の最重要な微生物のひとつである．

### 2）感染部位の想定

感染部位がどこであるのかを想定することは，「敵を知る」第一歩になる．つまり，肺の感染（肺炎）なのか，腹部の感染なのか，血流感染なのか，局所の皮膚・軟部組織の感染なのか，尿路の感染なのか，前立腺なのか，中枢神経の感染なのか，あるいは全身感染なのか，ということである．**感染部位が特に重要な疾患は，抗菌薬の移行性が抗菌薬の選択に影響を与える場合である**．たとえば，髄膜炎（抗菌薬の髄液移行性が重要），前立腺炎（抗菌薬の組織移行性が重要），膿瘍（外科的なドレナージが基本，抗菌薬のみでは最適治療ができない）などである．

### 3）原因微生物の想定

原因微生物を想定するには，患者の免疫状態，感染部位の推定，地域の疫学情報などを総合して考えたり，調べたりする．代表的な原因微生物を表3に示した．

### 4）抗菌薬の選択

抗菌薬の各論はLecture 2（p.36〜）でわかりやすく，実践的に説明する．抗菌薬には，その使用法の種類が3種類しかないことを認識していただきたい．それが表4である．

表1の感染症の思考プロセスで，初期治療，最適治療という用語を使用したが，その内容は表4の通りである．**抗菌薬を処方するときには，この3つのどれにあたるかを明確に認識すること**．認識できていないときには，「治療プランが立っていない」，つまり戦略をもって感染症の診療にあたっていないことになるのである．

図2，3を参照していただきたい．図2では，初期治療と最適治療の概念図を示している．つまり，初期治療では，鑑別診断で想定した重要な微生物をカバーしながら培養結果を待つ．通常72時間である．

最適治療では，培養結果を解釈し，たとえば，「Aという感染部位に，B

表3　代表的な原因微生物

| | |
|---|---|
| 例1：市中肺炎 | ・*Streptocccus pneumoniae*<br>・*Haemophilus influenzae*<br>・*Moraxella catarrhalis*<br>・*Mycoplasma pneumoniae*<br>・*Chlamydophila pneumoniae*<br>・*Legionella pneumophila* |
| 例2：市中の尿路感染 | ・*Escherichia coli*<br>・*Klebsiella pneumoniae*<br>・*Proteus spp.*<br>・*Enterococcus* など |
| 例3：市中の細菌性髄膜炎（成人） | ・*Streptococcus pneumoniae*<br>・*Neisseria meningitides*<br>・50歳以上，または細胞性免疫不全では<br>　*Listeria monocytogenes* |
| 例4：医療関連感染（病院内で発生した感染症） | "SPACE" と呼ばれるグラム陰性菌<br>・S：*Serratia*<br>・P：*Pseudomonas*<br>・A：*Acinetobacter*<br>・C：*Citrobacter*<br>・E：*Enterobacter*<br>グラム陽性菌では<br>・Methicillin-resistant *Staphylococus aureus*<br>・Methicillin-resistant coagulase negative *Staphylococcus* spp.<br>・*Enterococcus* |

表4　抗菌薬使用法の種類

**1．初期治療〔presumptive therapy（empirical therapy）〕**

感染症が想定されるが，原因微生物および感受性結果が不明の状態のときの抗菌薬投与（培養結果待ちの状態での抗菌薬投与）

**2．最適治療〔definitive therapy（specific therapy）〕**

培養の結果と感受性の結果が判明後の抗菌薬投与．感染部位と原因微生物により，標準的かつ最適な抗菌薬を選択

**3．予防投与（prophylaxis）**

感染症にはかかっていないが，将来的に発生する可能性のある感染症を予防する（代表例：外科の術前投与．欧米では，術前・必要に応じ術中投与のみ，術後の投与は推奨されていない）

という微生物が培養結果から検出されたので，Cという第一選択薬の抗菌薬を使用する」というように，感染部位と微生物から決まる**標準薬に変更する**．この標準薬への変更のことを，"ディ・エスカレーション（De-escalation）"と呼ぶ．そして，治療期間も感染部位と原因微生物により決定する．以下に例を示す．

【標準的な治療期間の例】
例1：Methicillin-sensitive *Staphylococcus aureus*（MSSA）による感染性心内膜炎なので，最低治療期間は6週間．
例2：高齢男性の*E. coli*による尿路性敗血症（urosepsis）なので，最低治療期間は前立腺炎などがない場合，2週間．
例3：*Streptococcus sanguis*（viridans-*Streptococcus*）によるL4-5の化膿性脊椎炎なので，最低治療期間は6週間．

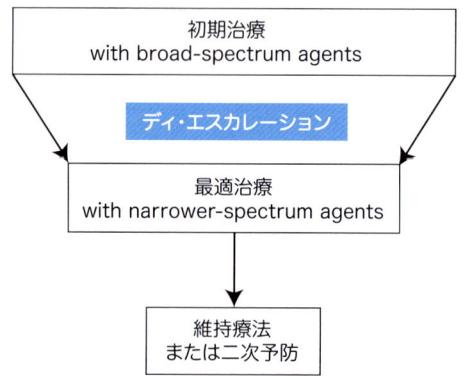

図2　初期治療と最適治療の概念図

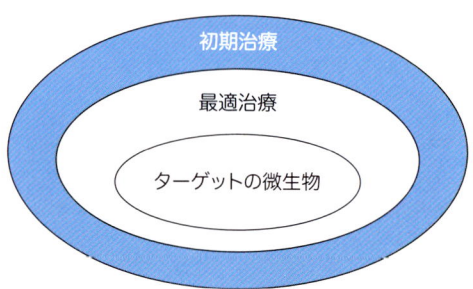

図3　初期治療と最適治療の抗菌薬のスペクトラムの概念図

ディ・エスカレーションの根拠・抗菌薬の適正使用の必要性の理由は，米国疾病対策センター（CDC）も提唱している，以下の3つが挙げられる．

1. 最大の臨床効果を患者に提供する
2. 最小限の副作用にとどめる
3. 耐性菌発生の防止に努める

## 3 発熱基本検査セット（Fever work-up）

"Fever work-up"とは，発熱の際に感染症を鑑別するための検査セットのことである．表5に，fever work-upの検査項目3つを掲げる．最低限，この3つは検査する．特に，発熱で感染症を想定し，明らかなフォーカスが不明の場合には有用である．また，発熱以外の症状で，意識障害，血圧低下，低体温など感染症を想定すべき場合に行う検査である．

### 表5　発熱基本検査セット（Fever work-up）

1. 血液培養2セット（4本）（1セットは好気性，嫌気性ボトルが1本ずつの2本組み）．血液培養では1本10 mLずつ（2セット4本で計40 mL）採取するのが理想である．1本最低5〜8 mL程度は採取したい．採取は，動脈，静脈の区別は不要で，2カ所，別の部位から1セットずつ採取
2. 尿の一般検査，尿培養
3. 胸部X線

### 発熱基本検査セットに関する留意事項

1. 局所症状に応じ，喀痰，髄液検査を追加して提出する．医療関連感染（入院後48時間以降の感染症，または医療に関連した感染症）の場合，クロストリジウムディフィシル・トキシン *Clostridium difficile* toxin A/Bなどを追加する．
2. 病院内で発生した下痢に対する検査では，便培養ではなく，クロストリジウムディフィシル・トキシン *Clostridium difficile* toxin A/Bを提出する．便培養の適応は，細菌性腸炎（サルモネラ菌，赤痢菌，カンピロバクター，*E. coli* O157など）を想定する場合に提出する．*C. difficile* は，嫌気性菌であるため，自施設で嫌気培養ができないと便培養を出しても培養されない．その場合，腸内細菌，または腸内に保菌されている微生物が培養されるのみで，下痢の鑑別診断には役立たない．

発熱がある患者への対応では，「**発熱＝感染症**」ではないため，感染症，非感染症の鑑別診断を挙げることが必要である．感染症のフォーカスが不明な場合，頻度が高い感染症を除外していくことが大切である．頻度が高い感染症は，侵入門戸として，皮膚（血流感染など），気道，尿路などがあるため，それらが原因の感染症を鑑別していく．このなかでも，**特に，「血流感染」が最重要である**．血流感染は，すべての感染症のなかでももっとも重篤な感染症のひとつであり，感染症へのアプローチとして，まず「血流に感染症がないかどうか」，つまり**菌血症になっていないかどうかを明確にすることが重要である**．血流感染は，medical emergencyのひとつであり，迅速な対応が求められるからである．またその重篤な合併症である，感染性心内膜炎，深部臓器膿瘍，腰椎の骨髄炎なども考慮しなければならないことからも重要である．

**Fever work-upは，下記の場合は必須である．**

1. 入院時に発熱のある場合，または感染症が想定される場合
2. 入院後48時間以降に発熱した患者は，感染症を鑑別するため，最低限，表5の基本的な検査セットをオーダーする

> **注意**
>
> 　外来フォロー中でFever work-upが必要な場合もある．特に感染性心内膜炎，人工血管感染，人工物感染などが鑑別対象の場合には，血液培養は必須である．

## 4 培養検体

　培養検体は，大きく無菌検体（specimen from sterile sites）と非無菌検体（specimen from non-sterile sites）に分かれている．

- **無菌検体**：血液，髄液，胸水，腹水，胆汁など
- **非無菌検体**：喀痰，便，皮膚のスワブなど

　培養結果は，どのように解釈すればよいだろうか．基本を押さえること，そして，その解釈では，臨床能力・臨床判断が問われていることを認識することが必要である．

　基本事項として，非無菌検体は，常在菌が存在する場所からの検体であるため，その常在菌が何であるかを事前に知っておく必要がある．さもなければ，常在菌が培養されているにもかかわらず「感染」を起こしている

と判断しかねない．

培養の解釈を行う場合，まず，培養をするに適切な検体かどうか（検体の質の評価）を考慮したうえで行う必要がある．質の低い検体からの培養は培養自体を行う価値がないうえ，培養の解釈に値しないからである．培養結果をみる前に表6のステップを踏み，判断していく．

#### 表6　培養結果を見る前のステップ

1. どこからの検体か確認する：無菌検体 vs. 非無菌検体
2. 培養に値する質の高い検体であったかどうか確認する
3. 培養結果を，臨床背景に合わせて解釈する．つまり，検体が，なぜ何の目的で，どの微生物を想定し採取されたのか．臨床症状と培養結果が合致するのか確認する

#### 表7　培養結果の解釈

| | | |
|---|---|---|
| 1. | **感染**（active infection） | 実際に培養採取部位において，感染症を発症している |
| 2. | **保菌**（colonization） | 通常は存在しない場所にただ存在している状態で，感染症は発症していない状態．コロニゼーションという．保菌と常在菌は異なる．常在菌は正常な状態で存在する，いわば「常連」の菌．保菌は「通常は，存在しない場所に存在する」状況を指す（例：咽頭培養から*Pseudomonas aeruginosa*が検出された，皮膚のスワブで*Acinetobacter*が検出された，など） |
| 3. | **混入**（contamination） | 検体採取，検体処理などの過程でのテクニカル・エラー．"コンタミ"である．培養の疑陽性にあたる |

質が保証された検体の培養を解釈する場合には，表7の3通りに分類される．そして，その解釈は，常に，**患者の免疫状態，臨床症状，微生物自体の特徴（起こしやすい感染症など）などをもとに個別になされる必要が**ある．この判断は，"微生物の特徴を熟知している感染症専門医の専門性"がおおいに発揮されるプロセスである．たとえば，血液培養から*Staphylococcus epidermidis*（表皮ブドウ球菌）が検出されたときは，いつでも「皮膚のコンタミ」とならない．つまり，心臓に人工弁が挿入された発熱患者における血液培養の結果なら，人工弁の感染性心内膜炎として"微生物学的な確定診断"と解釈できる．

## 5 感染症の分類

感染症は主に以下の2つに分類される．
- **市中感染**（community-acquired infections）：病院の外で生じた感染症
- **医療関連感染**（healthcare-associated infections）：一般に**入院後48時間以降**に起こった感染症．「病院感染（hospital-acquired infections）」，「院内感染（nosocomial infections）」ともいうが，「医療関連感染」が日本環境感染学会などの推奨用語である．

## 6 抗菌薬の評価法

図4を参照していただきたい．抗菌薬の評価は，大きく，*in-vitro*での評価と*in-vivo*での評価に分けられる．*In-vitro*では，スペクトラム（spectrum）が「広い，狭い」，活性度（potency）が「高い，低い」と表現される．*In-vivo*では，臨床現場での評価になるが，死亡率が「上がった，下がった」，合併症の合併率が「上がった，下がった」，臨床症状が改善するまでの時間が「長い，短い」などで評価される．

医療現場でよく耳にする，「切れ味がよい，悪い」，「強い，弱い」抗菌薬といったパラメーターは，科学的には存在せず，一体何を評価しているのか不明瞭である．ペニシリンは，「弱い抗菌薬」で，カルバペネムは「強い抗菌薬」，といったことも聞かれるがこれも正しくない．ペニシリンは，**スペクトラムは狭い抗菌薬**で，*Streptococcus*（連鎖球菌）などには**活性度の高い抗菌薬**である．カルバペネムは，**スペクトラムは広い抗菌薬**で，**多数の細菌に対して活性度の高い抗菌薬**である．

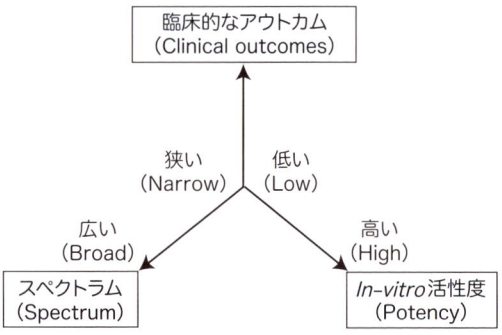

図4　抗菌薬の評価のための科学的パラメーターの概念図

## 7 抗菌薬を投与する場合の留意点

実際に抗菌薬を投与する場合には，表8，9の点に留意する．

抗菌薬は薬物動態に基づき，臨床試験の結果，効果があると報告されている投与方法を用いる．しかし現状では，抗菌薬の投与法において，国内と国外では大きな相違がある．諸外国では，国内での保険適用と際立った違いの用量や投与間隔で投与されている抗菌薬も少なくない．諸外国での一般的な投与法を国内での施設で適用する場合，日本人でのデータが不足しているため，さまざまな問題が生じている．エビデンスに基づいた診療を提供する目的で，諸外国での投与法を実践する場合，国内では**患者の体重をひとつの目安にすることはとても実践的である**．

**表8　抗菌薬投与前の確認事項**

1. 患者の体重
2. 腎機能（血清クレアチニン値およびクレアチニンクリアランス概算値）
3. アレルギー歴の有無とアレルギーの内容

**表9　抗菌薬の処方時の留意点**

1. **抗菌薬の種類**：スペクトラムが自動的に決まる
2. **1回投与量**：最高血中濃度に直結する
3. **投与頻度（投与回数）**：薬物動態を考慮し，半減期に基づいた頻度
4. **投与期間**：感染部位と原因微生物による標準的な投与期間

たとえば，自治医科大学感染症科では，体重が50 kgあるかないかを，いわゆる世界標準の投与量を使用するかどうかの判断材料としている．ただし，科学的に厳密には当然，臨床試験をする必要があるが，現時点での現場での対応例として記載した．

また，一般に多くの抗菌薬は，**腎機能による用量調節が必要である**．腎機能（クレアチニンクリアランス）を血清クレアチニン値，年齢，体重から概算する方程式があり，これらを利用してその腎機能に見合う投与量を処方する．

アレルギー歴は，特にTypeⅠアレルギーがなかったかどうかを明確に確認する．TypeⅠアレルギーの症状は，投与後30分〜1時間以内程度に起こったもので，アナフィラキシー，意識障害，呼吸困難，蕁麻疹，唇などの**血管浮腫**（angioedema），などである．

さて，抗菌薬を実際に処方する場合には，その種類，1回投与量，投与頻度，投与期間を決める必要がある．その場合，"慣習的な投与"では不適切な場合が多い．つまり，"慣習的な投与"とは，点滴は朝夕2回，経口薬は朝，昼，晩の3回，などという"なんとなく投与"のことである．特に，$\beta$ラクタム系抗菌薬は，その多くが，半減期が1時間程度であり，腎機能が正常な場合，朝夕2回点滴などで使用しても効果は望めない．そして，耐性菌を助長する可能性もある．

　Lecture 2では，抗菌薬のクラス別に，それぞれのポイントを初心者向けにわかりやすく解説したい．まず，この本を読破していただければ，抗菌薬の基本をマスターできるように構成している．初心者にとっては，まず大枠をつかみ，その後，細かい部分を成書や文献などで確認していただくような勉強方法が効率的ではないだろうか．抗菌薬の選択は，非常に知的で，楽しい作業のひとつであると思っていただけると幸いである．

# Lecture 1 スッキリわかる感染症へのアプローチ

# 2. 抗菌薬の基本事項

## ① 抗菌薬の表記方法

日本では，抗菌薬の表記方法が，表1の5通りある．

表1　国内の抗菌薬の表記方法

| 表記方法 | 表記例 |
| --- | --- |
| ・日本語の一般名（カタカナ書き） | セフトリアキソン<br>（本書で統一使用，現場で現実的） |
| ・日本語の商品名 | ロセフィン® |
| ・英語の一般名 | Ceftriaxone（応用範囲がもっとも広い） |
| ・英語の商品名 | Rochephine® |
| ・日本化学療法学会規定の略語<br>（日本国内のみで使用，万国共通<br>でないことに注意する） | CTRX（日本化学療法学会規定） |

　本書では，読者に理解しやすいように，**抗菌薬名は日本語の一般名で表記する**．ただし，実際には，学生，研修医の時代から，**抗菌薬名を英語の一般名で記憶すると，もっとも応用範囲が広い**．学会，論文などではこの表現法が一般的であり，万国共通，世界中どこにいっても通用する．同一の抗菌薬の名前を二度記憶する手間がない．ただし，ナースなどのコメディカルとコミュニケーションをとる場合は，カタカナの商品名を用いるほうが間違いが少ない場合もあるため，誰とコミュニケーションするかで，どの言い方を使うのが最適か判断し，使い分けることも必要である．

　抗菌薬の基本をマスターしたい場合，初期研修医のときには，まず静脈注射の抗菌薬を理解し，マスターすることが重要である．また，マスターする抗菌薬も，最低限知っておく必要がある抗菌薬にその数を絞ることが効率的である．

筆者がお勧めするのは,「THE SANFORD GUIDE TO ANTIMICROBIAL THERAPY」(毎年改訂, Antimicrobial Therapy, Inc.) に掲載されている抗菌薬をはじめに理解し, マスターすることである. その理由は, これらの抗菌薬では, これまでに世界的に多くの臨床試験がなされ, ある程度コンセンサスが得られた治療が提供可能であるからである. また, 多くのガイドラインで採用されている抗菌薬が掲載されており, 診療上も最重要な抗菌薬が多いからである. 本書では, それに加え, 日本の状況も加味し, **筆者が臨床上, 国内では重要と思う抗菌薬を選択して掲載した**.

　以下によく用いられる略号を示す.

　IV:静脈注射, IM:筋肉注射, PO:経口薬

　ここからは, 臨床上, 重要な静脈注射の抗菌薬を厳選し, その概要を解説する. ポイントのみに絞っている点にも注意し, 詳細は, 成書を参照のこと.

## 2 抗菌薬の作用メカニズム

　図1に主な抗菌薬の作用部位を示した. 作用部位を知っておくといろいろな面で有利である. 一番有用な点は, **交差耐性 (cross-resistance)** を理解できることである. また, 抗菌薬の分類で, 古典的に, **殺菌性 (bactericidal), 静菌性 (bacteriostatic)** の区別があるが, 作用部位を理解すれば, そのいずれかが自動的にわかる. その区別がわかることで, 微生物によっては (特に*Staphylococcus aureus*の感染症) 抗菌薬の選択が影響される.

> **注意**
> 　現在, 殺菌性 (bactericidal), 静菌性 (bacteriostatic) の区別の有用性・妥当性は国内外の専門家の間では疑問視されてきており, このような単純な区別では微生物ごとの反応や薬物動態などを正確に反映できないとした議論がある.

　作用機序 (メカニズム) を知ると, 診療に臨床微生物学の知識が加味し, 診療がさらに興味深くなる. 病態生理と合わせ, 患者の状態をマクロからミクロ (分子生物学レベル), 逆にミクロからマクロで説明するような思考回路ができてくる. 現実に起こっている患者の病態生理を, マクロレベルとミクロレベルを行き来しながら考えることは, 感染症診療の醍醐味のひとつであり, 特に感染症の専門医が専門能力を発揮できる点である.

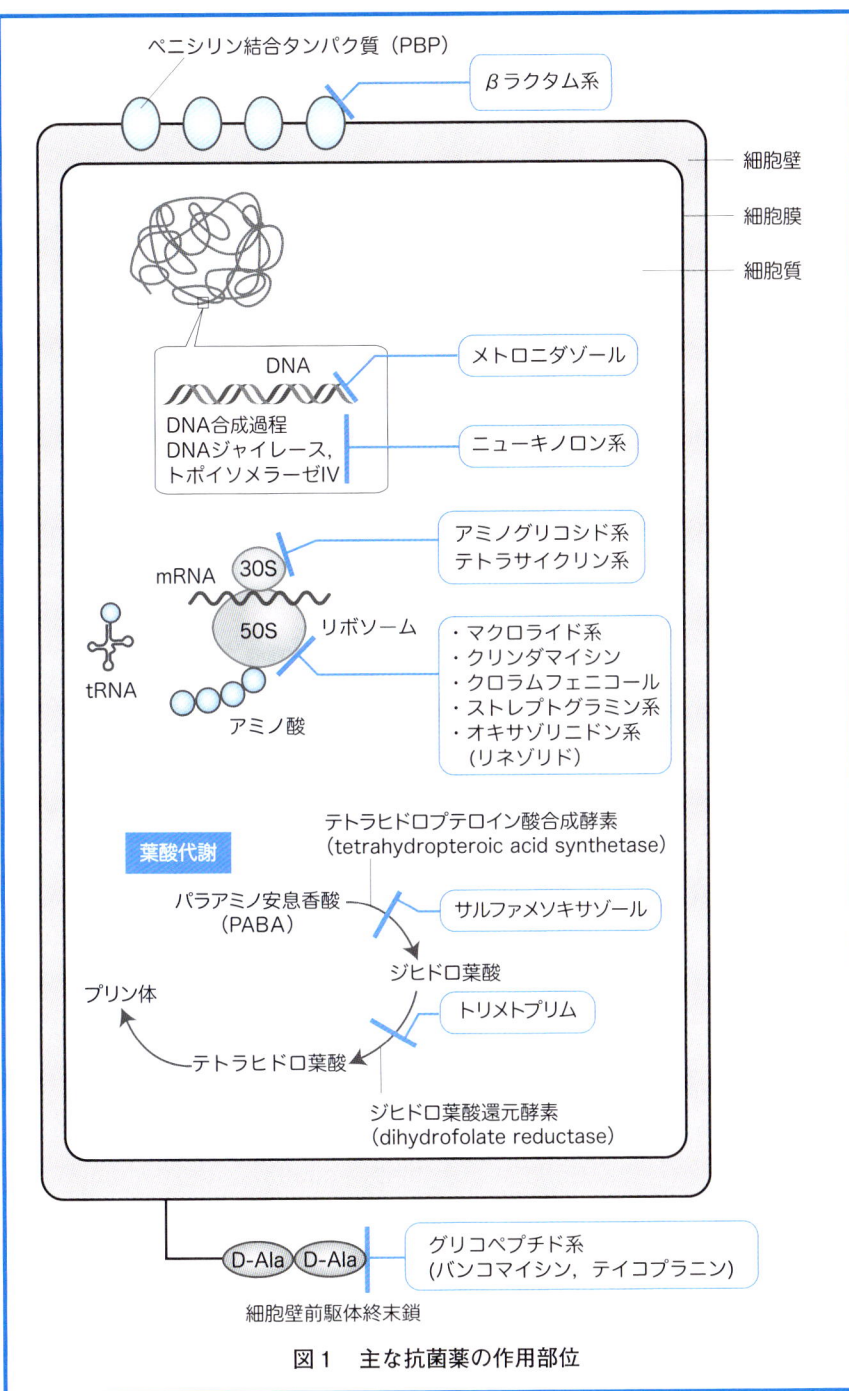

図1 主な抗菌薬の作用部位

### 表2　主な抗菌薬の作用メカニズム

| | |
|---|---|
| 細胞壁合成阻害 | ・βラクタム系：ペニシリン結合タンパク質（Penicillin Binding Protein：PBP, 細胞壁合成酵素）に作用, 殺菌性<br>・グリコペプチド系：細胞壁前駆体の側鎖のD-Ala-D-Ala（アミノ酸配列部）という部位に作用する<br>（菌により静菌的, 例：*Staphylococcus aureus* など） |
| タンパク質合成阻害 | リボソーム（ribosome）30Sに作用<br>・アミノグリコシド系（タンパク質合成の最初を阻害＝殺菌性）<br>・テトラサイクリン系：t-RNA（トランスファーRNA）に作用, 静菌性<br>リボソーム（ribosome）50Sに作用（静菌性）<br>・マクロライド系<br>・クリンダマイシン<br>・クロラムフェニコール<br>・ストレプトグラミン系<br>・オキサゾリニドン系（リネゾリド） |
| DNA阻害（DNA：デオキシリボ核酸） | ・ニューキノロン系（殺菌性）：DNA合成酵素を阻害<br>・メトロニダゾール：中間代謝物が, DNAに作用し, 障害する |
| 細菌の葉酸代謝阻害 | ・ST合剤（サルファメソキサゾール, トリメトプリム） |
| 細胞膜の透過性作用・障害（国内未承認） | ・ダプトマイシン（国内治験中）<br>・ポリミキシンB（多剤耐性*Pseudomonas*に欧米で使用）<br>・コリスチン（多剤耐性*Pseudomonas*に欧米で使用） |

## 3 抗菌薬を理解するうえでのポイント

　表3の菌は，抗菌薬のスペクトラムを理解するうえで重要である．というのは，抗菌薬を選択するうえで，表3の菌がカバーできるのか，できないのかが，分かれ目になるからである．したがって，以降の項目で解説する抗菌薬のスペクトラムでは，これらがカバーできるかできないかを明記するので，それを理解していただくとよい．なぜ，これらの菌が分かれ目になるのだろうか？

### 表3　抗菌薬選択のポイントになる細菌

| | |
|---|---|
| グラム陽性菌 | 黄色ブドウ球菌（*Staphylococcus aureus*），腸球菌（*Enterococcus*） |
| グラム陰性菌 | 緑膿菌（*Pseudomonas aeruginosa*） |
| 嫌気性菌 | *Bacteroides fragilis* group |

## 1）黄色ブドウ球菌 *Staphylococcus aureus*（MSSA, MRSA とも）

まず、*Staphylococcus aureus* は、市中感染も医療関連感染も起こし、かつ**免疫状態が健常でも低下していても感染症を起こす菌**である。診療上、科を問わず、「**最重要な菌**」である。したがって、この菌を適切に治療できるかどうか、カバーするかどうか、は患者の生命を揺るがすことになりかねず、そのためにも、この菌を要（かなめ）とした抗菌薬使用を組み立てることは非常に重要なのである。表4に MSSA と MRSA の第一選択薬を示す。

表4　MSSA と MRSA の第一選択薬

| | |
|---|---|
| MSSA | セファゾリン（国内）、ナフシリン、オキサシリン（国外） |
| MRSA | バンコマイシン、テイコプラニン（国内）、ダプトマイシン（2011年承認） |

> **注意**
> 原則として、リネゾリドは静菌的であり、MRSA の菌血症に使用することは推奨されていない。

## 2）腸球菌 *Enterococcus*

腸球菌のうち、***Enterococcus faecalis, Enterococcus faecium*** の2つは知っておきたい。この2つの特徴として、概観として、*Enterococcus faecalis* は主に市中感染、*Enterococcus faecium* は主に医療関連感染、というイメージをもっておくとよい。そして一般に、*Enterococcus faecalis* はアンピシリン感受性、*Enterococcus faecium* はアンピシリン耐性（バンコマイシンで治療）およびトブラマイシン、アミカシン耐性（内因性耐性＝常に耐性）である。

腸球菌は有効な抗菌薬が限られていることから、カバーできる抗菌薬を知ることが大切である。一般に、**腸球菌のペニシリン結合タンパク質（PBP）は、セフェム系と親和性が低く、セフェム系では治療できない**ことを知っておくこと。また、PBP が $\beta$ ラクタム系全般に親和性が低いが、そのなかで、親和性が相対的に高いものが**アンピシリン、またはペニシリンG**である。**カルバペネム系も親和性は低いが**、そのなかでもイミペネムのみ、*Enterococcus faecalis* には感受性がある、と報告されている。メロペネム、エルタペネム（国内未承認）は耐性である。**原則としてカルバペネム系で、腸球菌の血流感染や心内膜炎などを治療してはいけない**。表5に腸球菌の

主な第一選択薬を示す．

**表5 腸球菌の第一選択薬**

| | |
|---|---|
| アンピシリン感受性 | アンピシリン |
| アンピシリン耐性，バンコマイシン感受性 | バンコマイシン，またはテイコプラニン |
| アンピシリン耐性，バンコマイシン耐性（VREという） | リネゾリド |

### 3）緑膿菌 *Pseudomonas aeruginosa*

　緑膿菌は，医療関連感染や免疫不全のある患者の感染症で，グラム陰性菌のなかで最重要である．それは，原因微生物として頻度が高いことと，治療薬が限られているからである．

　以下の"SPACE"（p.15参照）と呼ばれる医療関連感染のグラム陰性菌の原因微生物のうち，緑膿菌が初期治療（培養結果待ち段階の抗菌薬治療）の抗菌薬選択の際の中心である．初期研修医の方は，病院内で発生した発熱への対応がすぐにできるようになる必要があるが，その際に，まず覚えていただきたい抗菌薬は，緑膿菌のカバー薬である（表6）．

- S：*Serratia*
- P：*Pseudomonas*
- A：*Acinetobacter*
- C：*Citrobacter*
- E：*Enterobacter*

**表6 覚えてほしい抗緑膿菌作用薬**

- ピペラシリン・タゾバクタム
- セフェピム（第4世代セフェム）
- イミペネムまたはメロペネム
- ニューキノロン系（シプロフロキサシン，レボフロキサシン）※
- アミノグリコシド系（ゲンタマイシン，トブラマイシン，アミカシン）

※2011年にレボフロキサシンは静脈注射薬承認，モキシフロキサシンは国内では経口薬のみ承認

### 4）嫌気性菌 *Bacteroides fragilis* group

　嫌気性菌は，嫌気培養しない限り培養されず，空気に触れると死滅する

ため，一般培養では培養されない．したがって，嫌気性菌は原因微生物として考慮すべきかどうかを「臨床判断する」ことになる．嫌気性菌を考慮する場面とはどんな場面だろうか．

それは，解剖学的に考えることが最初のステップである．代表的な例を頭から足に向けた解剖学的な順で述べる．

1. 副鼻腔炎
2. 扁桃腺炎，扁桃周囲膿瘍
3. 縦隔炎
4. 腹腔内感染（消化管，胆道系など．特に下部消化管は，嫌気性菌多数）
5. 骨盤部内感染（例：子宮内などは嫌気性菌多数）
6. さまざまな部位の膿瘍
7. 皮膚軟部組織感染などで，ろう孔（fistula）形成されている場合

したがって，上記の感染症を考慮し，培養を提出する場合には，嫌気性菌がいることを想定し，嫌気ポーターなどを使用したり，検体採取の際に空気になるべく触れないように注意しなければ，培養が偽陰性になる（培養は偽陰性でも，グラム染色では嫌気性菌は見えるので，グラム染色と培養を同時に提出するのが原則）．

さて，この嫌気性菌のなかでも，治療薬が限られているのが，*Bacteroides* というグループである．**この菌への最適かつ最良の抗菌薬となる第一選択薬は，メトロニダゾール**である．国内ではメトロニダゾールは経口薬のみ承認され，静脈注射は未承認である．腟トリコモナス，ピロリ菌に加え，2011 年に嫌気性菌，*Clostridium difficile*，アメーバ赤痢，ランブル鞭毛虫に保険承認となった．表7で，*Bacteroides* のカバーのできる抗菌薬を掲載する．

**表7 嫌気性菌（*Bacteroides fragilis* group）がカバーできる抗菌薬**

- メトロニダゾール※
- クリンダマイシン
- アンピシリン・スルバクタム
- ピペラシリン・タゾバクタム
- セフメタゾール
- フロモキセフ
- カルバペネム系
- モキシフロキサシン

※メトロニダゾールは国内では経口薬のみ承認

このように，ポイントになる菌を理解し，これらの菌の第一選択薬を理解するだけで，抗菌薬の選択はかなり整理されてくる．

## 4 抗菌薬の薬物動態（PK-PD）における分類

抗菌薬は，その薬物動態における性質から，その殺菌力が依存する因子により，大きく2つに分類されている．これは1980年代頃から欧米での研究が進み，提唱されてきた概念である．

図2を参照していただきたい．図2では，薬物動態と抗菌薬の効果を予測するための因子が書かれている．**抗菌薬の効果の予測因子は，$C_{max}$/MIC，Time＞MIC（Time above MIC），24-h AUC/MIC の3つである．**

> **注意**
> ・最高濃度：$C_{max}$（peak concentration）
> ・最小発育阻止濃度：MIC（minimum inhibitory concentration）
> ・抗菌薬の量（図2参照）：AUC（area under the curve）

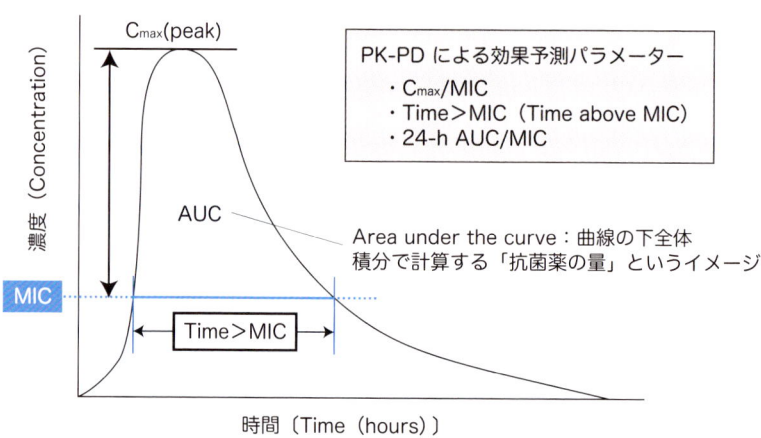

図2　薬物動態（PK-PD），抗菌薬の効果の予測因子
http://www.rxkinetics.com/antibiotic_pk_pd.html より改変

殺菌力がこれらの因子の何に依存するかにより，次の2つに分けて考えられている．

・濃度依存性抗菌薬：殺菌力が最高濃度（$C_{max}$）に依存する
・時間依存性抗菌薬：殺菌力が，最小発育阻止濃度（MIC）よりも高い濃度にどれだけの時間，細菌をさらしたか，その時間による（Time above MIC）

濃度依存性抗菌薬の代表は，アミノグリコシド系，ニューキノロン系，時間依存性抗菌薬の代表は，βラクタム系．そのほか詳細な分類もあるが，本書では大雑把な概観をつかんでいただきたいので，詳細は成書に譲る．

　**濃度依存性抗菌薬は，1回に大量投与し，濃度を十分上げることが重要である**．逆にいえば，少量を頻回投与しても効果が期待できない．わかりやすい例では，以前，レボフロキサシンは，国内では1回100 mgを1日3回投与が保険適用量であった．一方，薬物動態に基づいた投与量は，現在承認された，1回500 mgを1日1回投与のほうである．

　アミノグリコシド系も低用量を使用しても，効果は期待できない．十分量を使用して十分高いピーク値を達成し，かつ，腎機能障害が出ないように，投与前のトラフ値（p.80参照）は，十分低い状態になっていなければならない．ピーク値が治療域に達していない場合は，たとえ抗菌薬を投与していても治療効果は期待できない．ピーク値を治療域まで達成せずに投与していると副作用の腎機能障害だけが生じるといった事態にもなりかねない．

　一方，βラクタム系は時間依存性なので，慣習的な投与法の朝夕2回点滴では不十分である．時間依存性の抗菌薬は，その効果が最小発育阻止濃度（MIC）よりも高い濃度にどのくらい長く保てるか，その時間に依存するため，投与のタイミングが重要である．つまり，タイムリーに投与し，濃度がMICより低い時間が少なくなるように，**頻回投与が必要**である．**投与頻度（回数）を確保し，濃度をMICよりも高い状態に保つことが重要である**．

・濃度依存性抗菌薬＝1回投与量を確保（十分量投与）
・時間依存性抗菌薬＝投与頻度を確保

## 5 抗菌薬の諸外国における標準的使用量と国内の保険適用量

　巻末に付録1（p.190〜191）として，代表的な抗菌薬の諸外国における標準的使用量と国内の保険適用量を示すので，参考にしていただきたい．

## 6 抗菌薬の併用について

　抗菌薬を併用する目的は3つある．
① 併用することで，スペクトラムを広げる
② 併用することで，相乗効果（synergy）を得る
③ 併用することで，耐性化することを防止する
（医療費の高額な国では）
④ 併用することで，単剤を使用した場合よりも安価に治療する

　①のスペクトラムを広げるのはわかりやすいであろう．Aという抗菌薬でカバーできる微生物と，Bという抗菌薬でカバーできる微生物が合わさった微生物が併用によりカバーされる．
　②の相乗効果について解説したい．通常，抗菌薬を2つ以上組み合わせた場合，現象として以下の3通りが起こりうる．

- ⅰ）**相加効果**（additive effect）：イメージとして，1＋1＝2となることである
- ⅱ）**相乗効果**（synergy effect）：イメージとして，1＋1＝5などとなる現象である
- ⅲ）**相反効果**（antagonistic effect）：イメージとして，1＋1＝0.5などと，単剤で使用していたときよりも効果が減少する状況である

　臨床的に有名なのは，ⅱ）の相乗効果である．現時点で，相乗効果目的にその併用が推奨されている組み合わせは下記である．

- グラム陽性球菌による感染性心内膜炎[※1]または血流感染：
　βラクタム系＋ゲンタマイシン
- *Pseudomonas aeruginosa* の血流感染または敗血症（sepsis）など：
　抗緑膿菌βラクタム系＋アミノグリコシド系[※2]

> **注意**
>
> ※１：感染性心内膜炎の場合の併用アミノグリコシド系抗菌薬は，ゲンタマイシンである．それは，これまでゲンタマイシンが臨床試験に使用されていたこと，また腸球菌のうち，*Enterococcus faecium* は，トブラマイシン，アミカシンに内因性に耐性であり通常，使用できないことなどが理由である．
>
> ※２：アミノグリコシド系は，ゲンタマイシン，トブラマイシン，アミカシンのどれでもよい．最近では，緑膿菌などのグラム陰性菌の血流感染や重症感染において，２剤併用することは議論がある．併用しても必ずしも死亡率を下げないという臨床試験の結果などから積極的な併用は推奨されていない．しかしながら，現場では重症患者の救命目的で依然，併用されることもあるのが実情である．

iii）の相反効果については，身近な具体例はあまりないが，抗真菌薬の併用では注意が必要である．

Lecture2 では，各抗菌薬について使用上のポイントを述べたい．すぐに役立つように実践的な内容のみを簡潔に記したので，是非マスターしていただきたい．

# Lecture 2
## これが必須の知識
## ～各抗菌薬の特徴と使い方～

1. ペニシリン系抗菌薬 …………………………… 36
2. セフェム系抗菌薬とモノバクタム系抗菌薬　51
3. カルバペネム系抗菌薬 ………………………… 66
4. グラム陽性球菌カバー薬 ……………………… 75
5. アミノグリコシド系抗菌薬 …………………… 93
6. ニューキノロン系抗菌薬 ……………………… 105
7. マクロライド系抗菌薬 ………………………… 119
8. クリンダマイシン ……………………………… 131
9. テトラサイクリン系抗菌薬 …………………… 140
10. メトロニダゾール ……………………………… 148
11. ST合剤………………………………………… 156

## Lecture 2 これが必須の知識 〜各抗菌薬の特徴と使い方〜

# 1. ペニシリン系抗菌薬

**重要事項** まず，これだけはおさえよう！

### ペニシリン系抗菌薬の特徴を整理しよう！

| | |
|---|---|
| 作用メカニズム | 細胞壁合成阻害薬 |
| 作用部位 | ペニシリン結合タンパク質（PBP） |
| 代表的な耐性メカニズム | ペニシリナーゼ，PBP変化（メチシリン耐性化）など |
| 分類 | 4種類ある<br>・古典的ペニシリン<br>・ペニシリナーゼ耐性ペニシリン<br>・アミノペニシリン<br>・抗緑膿菌ペニシリン |
| 注意 | 時間依存性抗菌薬のため，頻回投与が必要 |
| 概略図 | |

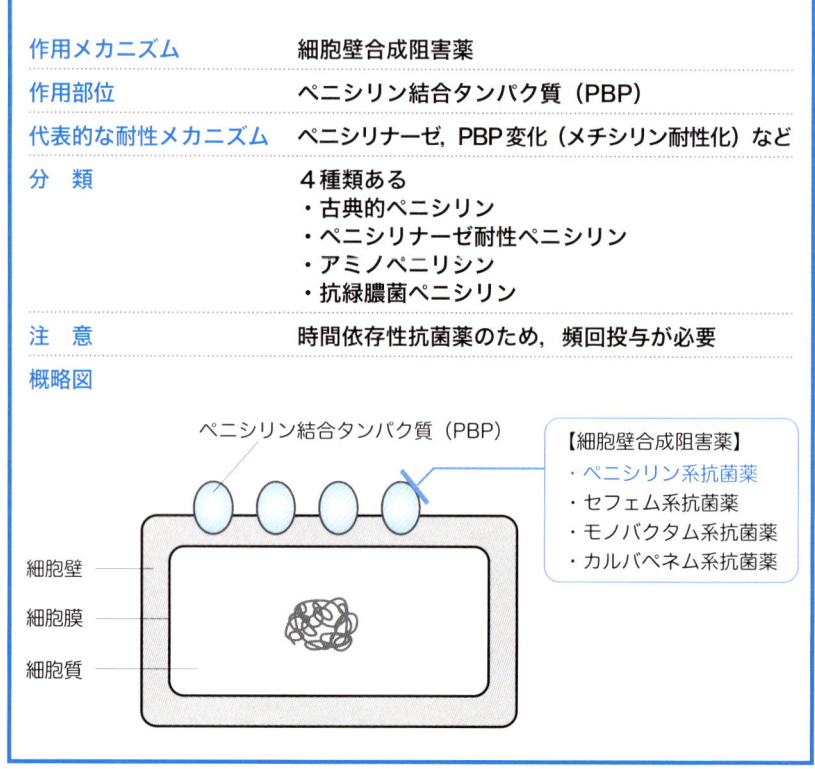

36　絶対わかる 抗菌薬はじめの一歩

## 必ず覚えてほしい ペニシリン系抗菌薬と適応微生物

**Point**
- ☐ 殺菌性抗菌薬
- ☐ 時間依存性抗菌薬
- ☐ 多くのペニシリン系抗菌薬は半減期が1時間
- ☐ 頻回投与が必須（4, 6, 8時間ごとの投与が必要）
- ☐ アレルギーに注意する

**臨床での使用上の注意点**
- ☐ グラム陽性球菌からグラム陰性菌，緑膿菌カバーへと開発・進化
- ☐ ペニシリンGはグラム陽性球菌のカバーが主体
- ☐ ナフシリン，オキサシリンはMSSAの世界標準薬（日本では未承認）
- ☐ アミノペニシリンは腸内細菌を中心とするグラム陰性桿菌のカバーが可能
- ☐ 抗緑膿菌作用ペニシリンは緑膿菌をカバーできるペニシリン

| 分類 | 抗菌薬<br>(特に記載がない場合は注射薬) | 適応微生物 |
|---|---|---|
| 古典的ペニシリン | ペニシリンG | ・溶血連鎖球菌 Streptococcus<br>・腸球菌 Enterococcus<br>・肺炎球菌（ペニシリン感受性 PSSP）<br>・髄膜炎菌 Neisseria meningitidis<br>・神経梅毒<br>・レプトスピラ<br>・嫌気性菌<br>　－口腔内嫌気性菌 Peptostreptoccus など<br>　－破傷風菌 Clostridium tetani<br>　－Clostridium perfringens など（Clostridium difficile はカバーできない）<br>　－アクチノミセス（放線菌，嫌気性） |
| | （ベンザシンペニシリンG筋注） | （梅毒の第一選択薬，国内未承認） |
| ペニシリナーゼ耐性ペニシリン（国内未承認） | ナフシリン，オキサシリン<br>(臨床上の効果の差はなし) | ・メチシリン感受性黄色ブドウ球菌（MSSA） |
| アミノペニリシン | アンピシリン | ・腸球菌 Enterococcus<br>・溶血連鎖球菌 Streptococcus（ペニシリンGがないときなど）<br>・リステリア Listeria[※1]<br>・中耳炎，副鼻腔炎，肺炎の原因微生物であるインフルエンザ菌，モラキセラ（感受性があれば）<br>・腸内細菌[※2]のうち，大腸菌 E. coli，プロテウス Proteus<br>・サルモネラ菌，赤痢菌（感受性があれば） |

（次ページにつづく）

（前ページのつづき）

| 分類 | 抗菌薬<br>（特に記載がない場合は注射薬） | 適応微生物 |
|---|---|---|
| アミノペニリシン | アンピシリン・スルバクタム | アンピシリンでカバーできる菌には使用できる．それに加え，βラクタマーゼ産生菌にも使用できる<br>・メチシリン感受性黄色ブドウ球菌（MSSA）<br>・腸内細菌（*E. coli, Klebsiella, Proteus* など）<br>・嫌気性菌 *Bacteroides fragilis* |
| | 【経口薬】アモキシシリン（静脈注射のアンピシリンとスペクトラム同一） | ・溶血連鎖球菌 *Streptococcus*（ペニシリンGがないときなど）<br>・肺炎球菌（高用量）<br>・腸球菌 *Enterococcus*<br>・中耳炎，副鼻腔炎，肺炎の原因微生物であるインフルエンザ菌，モラキセラ（ともに感受性があれば）<br>・腸内細菌※2（*E. coli, Proteus* など） |
| | 【経口薬】アモキシシリン・クラブラン酸（静脈注射のアンピシリン・スルバクタムとスペクトラム同一） | アモキシシリンでカバーできる抗菌薬に使用できる．βラクタマーゼ産生菌にも使用できる<br>・メチシリン感受性黄色ブドウ球菌（MSSA）<br>・腸内細菌（*E. coli, Klebsiella, Proteus* など）<br>・嫌気性菌 *Bacteroides fragilis* |
| 抗緑膿菌ペニシリン | ピペラシリン・タゾバクタム | ・βラクタマーゼ産生菌にも使用できる<br>・ペニシリンG，アンピシリンでカバーできるグラム陽性菌<br>・メチシリン感受性黄色ブドウ球菌（MSSA）のカバーも中等度あり<br>・腸内細菌（*E. coli, Klebsiella, Proteus* など）<br>・*Pseudomonas aeruginosa* のカバーあり<br>・嫌気性菌 *Bacteroides fragilis* |

※1 グラム陽性桿菌で，新生児や50歳以上の成人，細胞性免疫不全患者の髄膜炎の原因微生物のひとつ
※2 *Klebsiella* は常にアンピシリン耐性，アモキシシリン耐性

ペニシリンは，1928年に休暇から戻った英国のアレキサンダー・フレミングが，アオカビの周囲に細菌が増殖していないという事実からその発見に至った．その後，実用化されるまで14年あまりかかり，米国で実現した．1942年頃の第二次世界大戦中の兵士などに対して使用され，医療現場に導入された．それ以後，残念ながら終わりのない微生物と抗菌薬の耐性化の戦い，人類と細菌のいたちごっこの戦いが始まったのである．

## 1 作用メカニズム

p.25 図1，p.36 概略図を参照．p.25 図1では，代表的な抗菌薬の作用部位を示し，どの抗菌薬がどこに作用するのかを提示している．Lecture

1-2で述べたが，**ペニシリン系抗菌薬は細胞壁合成阻害薬**である．したがって，一般に，殺菌性の抗菌薬である．

## 2 分類と特徴

p.37〜38にペニシリン系抗菌薬の分類を示しているが，基本的に4種類である．ペニシリン系抗菌薬を理解することは，そのほかの抗菌薬の分類と理解の助けになるので，ここでしっかり学習してほしい．

### 1）古典的ペニシリン

このペニシリンは，前述のフレミングが発見したことで有名である．ペニシリンGは，主に**グラム陽性球菌**をカバーする．開発当時は，臨床上，最重要なメチシリン感受性黄色ブドウ球菌（**MSSA**），**溶血連鎖球菌**，**腸球菌**をカバーできた．残念ながらMSSAは，すぐにペニシリナーゼを産生する株が出現し，耐性菌となり，現在，ペニシリンGでは通常MSSAはカバーできない．

ペニシリンGは**グラム陰性球菌**の**淋菌**，**髄膜炎菌**の第一選択薬であったが，現在，世界的に淋菌はペニシリン耐性化が進行しており，使用できないことが多い．また，**肺炎球菌**〔ペニシリン感受性肺炎球菌（PSSP）の髄膜炎，肺炎，ペニシリン中等度耐性肺炎球菌（PISP）の肺炎〕の**第一選択薬**でもある．そのほか，古典型ペニシリンは梅毒に使用されるが，これは世界の標準的な教科書やガイドラインに記載されている．**ペニシリンG（静脈注射）は，神経梅毒の第一選択薬**である．1期，2期，早期または晩期の潜在梅毒の治療薬では，国内未承認であるが，ベンザシンペニシリンG（筋注）が世界の標準薬である（日本ではエビデンスは乏しいが，経口薬のアモキシシリンなどで治療している）．

そのほかにペニシリンGは，レプトスピラ，破傷風菌，*Clostridium perfringens* などもカバーできる．口腔内の嫌気性菌である *Peptostreptococcus*，放線菌のアクチノミセスなどもカバーできる．

### 2）ペニシリナーゼ耐性ペニシリン

この抗菌薬は，臨床上，最重要な抗菌薬であるが，国内では未承認である．しかし，本項では世界標準の感染症診療を修得していただきたいため，このクラスの抗菌薬についても基本事項は解説する．

ペニシリナーゼ耐性ペニシリンは，ペニシリンGに耐性を示すペニシリナーゼを産生するグラム陽性菌，つまりMSSAに対して有効である．現在，MSSAに関しては世界の教科書，各種ガイドラインでは，ペニシリナーゼ耐性ペニシリンが第一選択薬として明記されている．代表薬として，ナフシリン，オキサシリンが静脈注射，ジクロキサシリンが経口薬として存在している．

　ともかく，**MSSA＝ナフシリン，またはオキサシリンと記憶しておく**とよい．βラクタム系抗菌薬のほとんどが腎臓代謝にもかかわらず，このクラスの抗菌薬は**肝臓代謝**であり，そのおかげで，腎機能による用量の調節が不要であるという利点がある．MSSAの菌血症，敗血症（sepsis）などで重症化すると腎機能障害が高頻度に起こるが，同一用量で使用できるので手間がかからない．また，MSSAによる髄膜炎，脳膿瘍などの治療で，**髄液移行性が必須の状況では，ナフシリン，オキサシリンは，最適かつ最良の治療薬である**．

　国内では，MSSAに対する第一選択薬は，第1世代セフェムのセファゾリンである（Lecture 2-2「セフェム系抗菌薬」を参照）．**セファゾリンは髄液移行性がないため，MSSA髄膜炎には使用できず**，MSSA髄膜炎合併症例では現場で苦心する状況である（苦肉の策として，エビデンスはないにもかかわらず，セフトリアキソン＋バンコマイシン，セフトリアキソン＋アンピシリン・スルバクタム，広域抗菌薬のため，できれば使用を避けたいところだが，涙をのんでメロペネムなどのカルバペネム系などを使用している）．

　メチシリンはこのクラスに属するが，販売直後から重篤な間質性腎炎を起こし，市場から消失した．しかしながら，かの有名な「メチシリン耐性」という名に残っているのはどうしてだろうか．この耐性化を説明できれば，ペニシリン系抗菌薬は卒業に近い．

　**メチシリン耐性**とは，ペニシリン結合タンパク質（PBP）が，mecAという遺伝子によりPBP2′へと変異し，βラクタム系の親和性が低い状態である．つまり，臨床的にメチシリンのみならず，「**すべてのβラクタム，カルバペネム系抗菌薬に耐性化した状態**」なのである．メチシリン耐性化は黄色ブドウ球菌に起こり，かの有名なMRSAを世に送りだした．1961年に英国で世界初のMRSAが報告されている．また，表皮ブドウ球菌などのコアグラーゼ陰性ブドウ球菌にもメチシリン耐性化（メチシリン耐性表皮ブドウ球菌はMRSEという）がみられ，大雑把なデータでは，通常，先進

国ではコアグラーゼ陰性ブドウ球菌の80〜90％がメチシリン耐性である.

では，**メチシリン耐性のブドウ球菌（MRSA，MRSEなど）**はどの抗菌薬で治療できるのだろうか．それには作用機序が異なる抗菌薬を使用することになる．同じ細胞壁合成阻害薬であるが，細胞壁の前駆体に作用する**グリコペプチド系（バンコマイシン，テイコプラニン）がその第一選択薬になる**のである.

### 3）アミノペニシリン

アミノペニシリンでは，アンピシリン（ビクシリン®），アンピシリン・スルバクタム（ユナシン®），アモキシシリン（サワシリン®），アモキシシリン・クラブラン酸〔オーグメンチン®（配合比 2：1），クラバモックス®（配合比 14：1）〕が代表的な抗菌薬である．クラバモックス®は小児科領域の商品名である.

**表1　アミノペニシリン配合薬の配合比**

- アンピリシン：スルバクタム＝2：1
- アモキシシリン：クラブラン酸＝14：1（国際標準，米国・ヨーロッパで使用）

国内では,
- クラバモックス®（小児科領域の商品名）の配合比は,
アモキシシリン：クラブラン酸＝14：1の国際標準となっている
- オーグメンチン®の配合比は，アモキシシリン：クラブラン酸＝2：1である

これまでのペニシリンは，グラム陽性・陰性の球菌がそのスペクトラムの中心であり，グラム陰性の桿菌，特に腸内細菌のカバーはなかった．アミノペニシリンは，グラム陰性桿菌の腸内細菌（*E. coli*, *Klebsiella*, *Proteus* などを含む，*Pseudomonas aeruginosa* は除く）のカバーができるようになった．腸内細菌以外のグラム陰性桿菌では，**細菌性腸炎を起こす微生物のサルモネラ菌，赤痢菌** などがカバーできる．ただし，グラム陰性桿菌におけるアミノペニシリン耐性は進行しているため，感受性がある場合にのみ，アミノペニシリンを第一選択薬として使用できる．また，アミノペニシリンには，βラクタム阻害薬を配合した配合薬が存在する．それが，アンピシリン・スルバクタムとアモキシシリン・クラブラン酸である．スペクトラムを理解する場合に，

1．ペニシリン系抗菌薬

・アンピシリン（静脈注射）＝アモキシシリン（経口薬）
・アンピシリン・スルバクタム（静脈注射）＝アモキシシリン・クラブラン酸（経口薬）

の対応が成立すること覚えると便利である．「＝」で結んだのは，スペクトラムが同一であることを意味する．

### ❶ アンピシリン

臨床上，アンピシリンは非常に重要な位置を占める．スペクトラムの点で，**腸球菌の第一選択薬**である．そのほか，MSSAを除く**グラム陽性球菌がカバー**できる．感受性があれば，中耳炎，副鼻腔炎，肺炎の原因微生物である**インフルエンザ菌，モラキセラもカバー**できる．

また，グラム陽性桿菌の**リステリアの第一選択薬**であり，新生児，50歳以上の成人，細胞性免疫不全の患者の髄膜炎の原因微生物として知られるリステリアをカバーしたいときには必須の抗菌薬である（リステリアは，ペニシリンアレルギーの患者では，ST合剤で治療できる）．

注意として，アンピシリンは腸内細菌の*Klebsiella*に対しては，内因性耐性（常に耐性）のため，使用できない．

### ❷ アンピシリン・スルバクタム

アンピシリンにβラクタマーゼ阻害薬が配合された配合薬である．配合薬にはどのような利点があるかというと，**アンピシリンでカバーできる微生物に加え，βラクタマーゼを産生する株にも有効である**ということである．

βラクタマーゼを産生する菌の代表は，**MSSA，グラム陰性菌，嫌気性菌 *Bacteroides***の3種類である．したがって，配合薬でないアンピシリンではカバーできないが，配合薬のアンピシリン・スルバクタムでカバーができるようになるのが上記の**MSSA，グラム陰性菌，嫌気性菌 *Bacteroides***の3種類なのである．この点は抗菌薬選択の際に非常に大きな点になるので，明確に理解しておいてほしい．

> **注意**
>
> βラクタマーゼ阻害薬は，スルバクタム，クラブラン酸，タゾバクタムの3種類が主である．アモキシシリン・クラブラン酸，ピペラシリン・タゾバクタムの項目も参照のこと．

アンピシリン・スルバクタムの具体的な使用は，次のような例である．

- 副鼻腔炎（肺炎球菌，インフルエンザ菌，モラキセラ，黄色ブドウ球菌，嫌気性菌などの複合菌感染）
- 口腔内・頸部感染：歯肉膿瘍，咽頭・扁桃腺膿瘍，頸部膿瘍など
- 腹腔内感染：虫垂炎，胆道感染，憩室炎，市中感染の膿瘍形成など

このように複数の菌による膿瘍形成性疾患，嫌気性菌を含む疾患，腸内細菌による感染など広い用途がある．

> **コラム：多剤耐性アシネトバクター**
>
> 　最近は，欧米および日本でもみられる多剤耐性アシネトバクターという菌に対して，スルバクタムが活性があることから，アンピシリン・スルバクタムを使用することがある．ほかに使用できる抗菌薬が存在しないため，苦肉の選択である．米国感染症学会（IDSA）のカテーテル関連血流感染（CR-BSI）のガイドライン（2009年度版）にも，多剤耐性アシネトバクターの第一選択薬のひとつとして掲載された．

❸ アモキシシリン（経口薬）

スペクトラムは，アンピシリンと同一．腸球菌 Enterococcus，溶血連鎖球菌 Streptococcus（ペニシリンGがないときなど），肺炎球菌にも使用できる．外来で重宝する抗菌薬のひとつであり，適応となる代表疾患は，咽頭炎（A群溶血連鎖球菌による），中耳炎（小児，高用量使用），副鼻腔炎（嫌気性菌の Bacteroides をカバーしないとき），尿路感染などである．

❹ アモキシシリン・クラブラン酸（経口薬）

スペクトラムは，アンピシリン・スルバクタムと同一．MSSA，グラム陰性のβラクタマーゼ産生菌，嫌気性菌 Bacteroides の3種類のβラクタマーゼ産生株にも使用できる．

　日本では保険適用内容が成人と小児により異なることに注意．アモキシシリン・クラブラン酸には，**オーグメンチン**®（配合比 2：1，成人・小児に保険適用あり）と**クラバモックス**®（配合比 14：1）の2種類があり，クラバモックス®は小児にのみ保険適用がある．世界的には，配合比が成人用も小児用も14：1である．

【成人での使用例】
- 犬，猫，ヒトなどによる咬傷の外来治療
- 副鼻腔炎
- 咽頭周囲，扁桃周囲炎
- MSSAによる皮膚軟部組織感染の外来治療

【小児での使用例】
・中耳炎（高用量 90 mg/kg/day，保険適用あり）

### 4）抗緑膿菌ペニシリン

このクラスには，ピペラシリン（ペントシリン®），ピペラシリン・タゾバクタム（ゾシン®）がある．ここまでのペニシリン系抗菌薬と比べ，*Pseudomonas aeruginosa* に対するスペクトラムが加わった．

このクラスのうち，現場で初期研修医の方に覚えてほしい抗菌薬は，**ピペラシリン・タゾバクタム**である．ピペラシリン単剤は使用用途が少なくなり，市場から消失する国も出ている．また，国内ではピペラシリンの保険用量があまりにも低く，臨床効果が期待できないこと，特に重症患者に対して低用量で使用することで患者の生命が危ぶまれるリスクもあるため，使用を推奨していない．さらに，ピペラシリン単剤では，$\beta$ ラクタマーゼ産生株には無効である．

ピペラシリン，およびピペラシリン・タゾバクタムは，ともに *Pseudomonas aeruginosa* に抗菌力があるため，主に**医療関連感染（入院後 48 時間以降に発生した感染症の総称で，中心静脈ライン感染，尿路感染，医療関連肺炎，手術部位感染などを含む）**の初期治療および最適治療に，学術的な適応がある．また，市中感染では，**免疫不全のある患者で，*Pseudomonas aeruginosa* を想定すべき状況**で使用の適応がある．代表的な例では，糖尿病の既往のある患者の軟部組織感染（しばしば骨髄炎や壊死性筋膜炎のような進達度の深い軟部組織感染となっている場合が多い）では *Pseudomonas aeruginosa* の想定は必須であるので，適応疾患である．

また，米国感染症学会（IDSA）のガイドラインでは，**好中球減少時の発熱（neutropenic fever）**の時に *Pseudomonas aeruginosa* の想定は必須であることから，選択薬として記載されている．

そのほか，入退院をくり返す患者や，慢性閉塞性肺疾患（COPD）の既往がある患者の市中肺炎でも，重症度に応じて *Pseudomonas aeruginosa* は考慮すべきであるため，適応疾患のひとつである．逆に，***Pseudomonas aeruginosa* を考慮する必要のない状況では，一般にこのクラスの抗菌薬は学術的な適応はない**．免疫不全のない患者における市中感染症で，*Pseudomonas aeruginosa* を考慮する必要のない状況では，これら 2 つの抗菌薬は学術的な使用適応はない．

くり返し述べるが，ピペラシリンおよびピペラシリン・タゾバクタムは，

医療関連感染の初期治療，および最適治療で使用できる抗菌薬のひとつである．医療関連感染のひとつである医療関連肺炎では，ピペラシリン・タゾバクタムは，米国感染症学会（IDSA）・米国胸部学会（ATS）のガイドラインにも記載されている選択薬のひとつである．

ピペラシリンとピペラシリン・タゾバクタムのスペクトラムの違いは，アンピシリンとアンピシリン・スルバクタムのスペクトラムの違いと同様である．βラクタマーゼ阻害薬の配合薬は，βラクタマーゼ産生株にも使用できる．つまり，**MSSA，βラクタマーゼ産生グラム陰性菌，嫌気性菌** *Bacteroides* の3種類のβラクタマーゼ産生菌にも使用できる．

くり返しになるが，重要なので念を押すと，ピペラシリン単剤である場合，βラクタマーゼ産生菌には無効であるため，特に医療関連感染を想定した初期治療において（すなわち，各種培養結果と感受性が不明の状況において）使用する際には，アミノグリコシド系との併用などを考慮することが必要になる．実際の現場では，ピペラシリン単剤で使用する場面は，医療関連感染で，培養結果と感受性の判明後に，ピペラシリンに感受性があることを確認してから使用するのが安全である（この場合，*Pseudomonas aeruginosa* やそのほかのグラム陰性菌を主な対象とする）．

通常，医療関連感染を想定した初期治療では，単剤使用の場合にはピペラシリンよりも，ピペラシリン・タゾバクタムの配合薬を使用するほうが，スペクトラム上，カバー漏れが少なく，患者にとって，より安全である．

## 3 使用上の注意点

使用上の注意点は，ほかの抗菌薬にも共通であるが，特に使用前に，アレルギー歴を聞くことである．ペニシリン系抗菌薬はType Iアレルギーを起こすことが相対的に多い抗菌薬のひとつであるため，患者に明確に聞く．

【Type I アレルギーの質問事項】
・投与後，30分〜1時間以内に起こった反応か
・意識を消失したか（アナフィラキシー）
・蕁麻疹が出たか
・唇が腫れたか（angioedema）
・呼吸苦があったか
などを聞くこと

ペニシリン系抗菌薬は，時間依存性抗菌薬である（p.31 参照）．よって，βラクタム系抗菌薬ほぼすべてにあてはまることであるが，ペニシリン系抗菌薬の投与方法では，腎機能が正常な場合，

- 朝夕2回点滴の処方では，通常は不十分
- ペニリシン系抗菌薬（静脈注射）は，半減期1時間のものがほとんどであり，通常は4〜6時間ごとの投与が必要である

　自分の勤務先の医療現場で頻回投与を実現するには，病棟看護師をはじめ，そのほかのコメディカルの方々にそのような頻回投与が必要であることを周知してもらう必要がある．

## 4 主な副作用

　アレルギー反応，発熱，発疹，中枢神経系（痙攣など），好酸球増加性肺炎（PIE），肝障害（ナフリシン，オキサシリンなど），下痢，間質性腎炎，骨髄抑制など．ペニシリン系抗菌薬のより詳細に関しては，下記も日本語の文献として参照していただきたい．

◆ 参考文献

1）矢野晴美：ペニシリン系抗菌薬の使い方．抗菌薬適正使用生涯教育テキスト（日本化学療法学会/編），p.43-59, 2008
　※amazonでは購入できません．
　学会の購入サイト：http://www.chemotherapy.or.jp/journal/pub/index.html#syogai

## Lecture2-1 ● ペニシリン系抗菌薬
# 演習問題 | 問題編

### ☑ 第 1 問

2歳女児．昨日から発熱し，左耳を引っ張るようになった．診察すると，体温39℃，のどが腫れて，両側の鼓膜が赤く腫れている．両側の中耳炎の診断がついた．抗菌薬での治療が必要と判断する場合，処方例を示せ．

### ☑ 第 2 問

8歳男児．39.5℃の発熱で来院．咽頭部が赤く腫脹し，扁桃腺に白苔が付着している．迅速検査で，A群溶血連鎖球菌 *Streptococcus pyogenes* が陽性であった．どのような対応が望ましいか．処方例，感染対策面を述べよ．

### ☑ 第 3 問

29歳女性．妊娠37週．発熱と右腰部痛で来院した．尿検査で白血球多数．尿培養と血液培養を採取して抗菌薬を開始した．その後，尿培養および血液培養から *Streptococcus agalactiae* が検出された．この場合，入院時および培養結果後にはどのような抗菌薬が望ましいか．処方例を示せ．

### ☑ 第 4 問

67歳女性．病的肥満あり．胆石の既往もあった．本日夕食後，突然，悪寒がし，右上腹部の痛みが起こったため来院した．来院時，体温39℃，血圧80台，苦悶状で，右の上腹部に激痛を訴えていた．すぐに腹部超音波，造影腹部CTを撮ったところ，胆石があり，胆管の拡張が判明し，胆管炎および急性膵炎の診断になった．この場合，どのようなマネージメントが望ましいか．

### ☑ 第 5 問

42歳女性．急性白血病にて化学療法後，10日目．本日，好中球が90/mm$^3$．本日午後から40℃の発熱が起こった．血液培養2セット，尿検査，尿培養，胸部X線をオーダー後，どのような抗菌薬を開始すべきか．

## Lecture2-1
# 演習問題　解答編

### 第 1 問

> 2歳女児．昨日から発熱し，左耳を引っ張るようになった．診察すると，体温39℃，のどが腫れて，両側の鼓膜が赤く腫れている．両側の中耳炎の診断がついた．抗菌薬での治療が必要と判断する場合，処方例を示せ．

#### 解答・解説

　中耳炎は，ウイルス性（大半）のこともあり，全例が抗菌薬の対象ではなく，軽症例などでは抗菌薬の治療を行わない場合もある．中等度以上の中耳炎では通常，抗菌薬による治療対象になる．抗菌薬の適応の判断も困難な場合も多い．ケースバイケースでの判断になる．
　小児の中耳炎の細菌性の原因微生物は，肺炎球菌，モラキセラ，インフルエンザ菌が3大微生物である．これらをカバーできる抗菌薬を選択する．

【処方例】
　国内の多剤耐性肺炎球菌を想定し，
アモキシシリン・クラブラン酸（クラバモックス®）を選択する．
アモキシシリン分で 90 mg/kg/day を2回分割投与．
国内では，クラバモックス®が小児にのみ保険適用がある．

　アモキシシリンの保険適用内では，40 mg/kg/day の3回分割投与も可能．欧米では，高用量 90 mg/kg/day の12時間分割投与もされている．
10日間投与．

### 第 2 問

> 8歳男児．39.5℃の発熱で来院．咽頭部が赤く腫脹し，扁桃腺に白苔が付着している．迅速検査で，A群溶血連鎖球菌 *Streptococcus pyogenes* が陽性であった．どのような対応が望ましいか．処方例，感染対策面を述べよ．

#### 解答・解説

　Group A *Streptooccus* の咽頭炎は，抗菌薬の治療対象である．それはリウマチ熱の防止のためである．

【処方例】
　アモキシシリン 40 mg/kg/day を3回分割（保険適用内での処方）．
10日間投与．

【感染対策】
　抗菌薬を開始後24時間までは飛沫感染や接触感染の可能性があるため，学校などは休む．家族との食器などの共有も，抗菌薬開始後24時間までは避ける．

## 第3問

29歳女性．妊娠37週．発熱と右腰部痛で来院した．尿検査で白血球多数．尿培養と血液培養を採取して抗菌薬を開始した．その後，尿培養および血液培養から Streptococcus agalactiae が検出された．この場合，入院時および培養結果後にはどのような抗菌薬が望ましいか．処方例を示せ．

### 解答・解説

　入院時の推定診断（working diagnosis）は，妊婦の腎盂腎炎である．妊婦に使用できる抗菌薬で，腎盂腎炎を治療できるものを選択する．ターゲットにする微生物は，E. coli などの腸内細菌が主体．妊婦なので，B群溶血連鎖球菌も想定される．

【処方例】
　体重50 kg以上，腎機能正常で，
入院時はアンピシリン・スルバクタム 1回3 gを6時間ごと
（1日12 g，保険用量は1日12 g，2012年承認），
または，セフトリアキソン 1回1 gを1日2回，
または1回2 gを1日1回（ともに1日2 g，保険用量内）．

　培養結果後は，Streptococcus agalactiae はB群溶血連鎖球菌なので，第一選択薬はペニシリンGである．
ペニシリンG 1回400万単位を4〜6時間ごと
（保険適用では，"高用量"可能），
または，アンピシリン 1回2 gを6時間ごと
（1日8 g，保険適用では"高用量"可能）．

## 第4問

67歳女性．病的肥満あり．胆石の既往もあった．本日，夕食後，突然，悪寒がし，右上腹部の痛みが起こったため来院した．来院時，体温39℃，血圧80台，苦悶状で，右の上腹部に激痛を訴えていた．すぐに腹部超音波，造影腹部CTを撮ったところ，胆石があり，胆管の拡張が判明し，胆管炎および急性膵炎の診断になった．この場合，どのようなマネージメントが望ましいか．

### 解答・解説

　胆石による胆管閉塞に起因する胆管炎および急性膵炎である．マネージメント

の第一は，胆管の閉塞の解除と胆管内のドレナージである．外科または，内視鏡医に緊急コンサルトが必要．その後，血液培養2セットを含む発熱検査セット（fever work-up，p.17参照）をオーダーし，抗菌薬を開始する．

【処方例】
　市中で起こった胆管炎なので，腸内細菌（*E. coli, Klebsiella, Proteus*），腸球菌，そして嫌気性菌 *Bacteroides fragilis* などをターゲットにする．
体重50 kg以上，腎機能正常で，
アンピシリン・スルバクタム 1回3 gを6時間ごと
（1日12 g，保険用量は1日12 g，2012年承認）．

◆ 参考文献
1）胆管炎の抗菌薬治療のガイドライン（「Tokyo Guidelines」という．筆者も関与したガイドライン）．J Hepatobiliary Pancreat Surg 14：59-67, 2007
http://www.springerlink.com/content/k4170w575664l851/fulltext.pdf（無料ダウンロード可能）
2）IDSAの合併症を伴う腹腔内感染症の抗菌薬治療のガイドライン．Clin Infect Dis 50：133-164, 2010
http://www.journals.uchicago.edu/doi/pdf/10.1086/649554（無料ダウンロード可能）

## 第5問

42歳女性．急性白血病にて化学療法後，10日目．本日，好中球が90/mm$^3$．本日午後から40℃の発熱が起こった．血液培養2セット，尿検査，尿培養，胸部X線をオーダー後，どのような抗菌薬を開始すべきか．

### 解答・解説

　好中球減少時の発熱では，抗緑膿菌薬（p.28参照）を開始することが必須である．カルバペネム系である絶対性はない．

【処方例】
　体重50 kg以上，腎機能正常で，
ピペラシリン・タゾバクタム 1回4.5 gを6時間ごと
（1日18 g，保険用量）が開始できる
　　±
バンコマイシン 1回1 g（15 mg/kg）を12時間ごと（1日2 g）．

　多剤耐性のグラム陽性球菌（MRSA，メチシリン耐性コアグラーゼ陰性ブドウ球菌），長期留置中心静脈カテーテルがある患者では，最初からバンコマイシンを開始することは適切である．

◆ 参考文献
1）IDSAの好中球減少時の発熱のガイドライン．Clin Infect Dis 34：730-751, 2002
http://www.journals.uchicago.edu/doi/pdf/10.1086/339215（無料ダウンロード可能）

Lecture 2 これが必須の知識 〜各抗菌薬の特徴と使い方〜

# 2. セフェム系抗菌薬とモノバクタム系抗菌薬

## 重要事項 まず,これだけはおさえよう!

### 🔵 セフェム系抗菌薬の特徴を整理しよう!

| | |
|---|---|
| 作用メカニズム | 細胞壁合成阻害薬 |
| 作用部位 | ペニシリン結合タンパク質(PBP) |
| 代表的な耐性メカニズム | $\beta$ラクタマーゼ,PBP変化(メチシリン耐性化)など |
| 分 類 | 4種類ある<br>・第1世代セフェム<br>・第2世代セフェム<br>・第3世代セフェム<br>・第4世代セフェム |
| 注 意 | 時間依存性抗菌薬のため,頻回投与が必要 |
| 概略図 | |

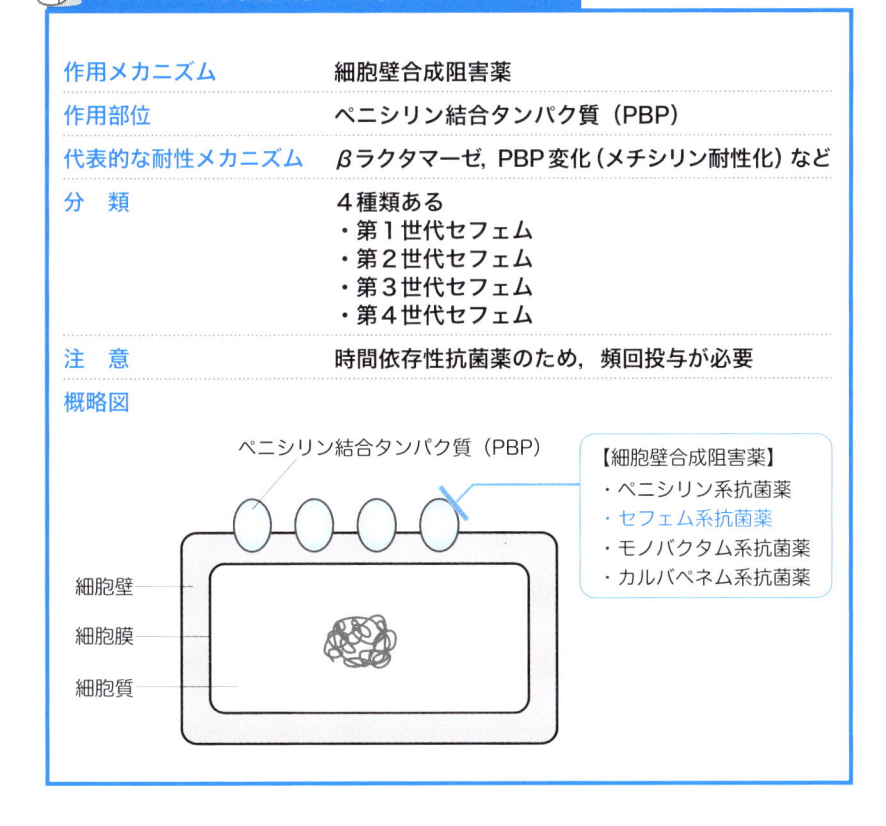

ペニシリン結合タンパク質(PBP)

【細胞壁合成阻害薬】
・ペニシリン系抗菌薬
・セフェム系抗菌薬
・モノバクタム系抗菌薬
・カルバペネム系抗菌薬

細胞壁
細胞膜
細胞質

2. セフェム系抗菌薬とモノバクタム系抗菌薬 51

## 必ず覚えてほしい セフェム系抗菌薬と適応微生物

**Point**
- ☐ 殺菌性抗菌薬
- ☐ 時間依存性抗菌薬
- ☐ 多くのセフェム系抗菌薬は半減期が1時間
  （注意：セフトリアキソンは半減期6時間）
- ☐ 投与頻度を確保することが大切
- ☐ グラム陽性菌：第1世代＞第2世代＞第3世代
- ☐ グラム陰性菌：第3世代＞第2世代＞第1世代
- ☐ 第4世代＝第1世代＋第3世代

**臨床での使用上の注意点**
- ☐ どのセフェム系抗菌薬も腸球菌はカバーできない
- ☐ 緑膿菌カバーがあるのは，第3世代のセフタジジムと第4世代のみ
- ☐ 髄液移行性があるのは，第3世代と第4世代のみ

| 分類 | 抗菌薬（特に記載がない場合は注射薬） | 適応微生物 |
|---|---|---|
| 第1世代セフェム | セファゾリン | ・メチシリン感受性黄色ブドウ球菌（MSSA），溶血連鎖球菌 *Streptococcus*<br>・腸内細菌（*E. coli*, *Klebsiella*, *Proteus*）<br>・緑膿菌と嫌気性菌 *Bacteroides* のカバーはなし |
| 第2世代セフェム[※1] | セフォチアム，セフメタゾール，フロモキセフ | ・第1世代に比べ，グラム陰性菌のインフルエンザ菌，モラキセラのカバーが改善<br>・腸内細菌のカバーも多少は改善<br>・セフォチアム：嫌気性菌 *Bacteroides* のカバーなし<br>・セフメタゾール，フロモキセフ：嫌気性菌 *Bacteroides* のカバーあり |
| 第3世代セフェム | セフトリアキソン（または小児科ではセフォタキシム），セフタジジム | ・グラム陽性菌のカバーは低い<br>・MSSAに対しては，セフトリアキソン（またはセフォタキシム）はカバーできるが，最適な抗菌薬ではない<br>・肺炎球菌は，セフトリアキソン（＝セフォタキシム）でカバーできる<br>・グラム陰性菌のインフルエンザ菌，モラキセラのカバーが第2世代よりもさらに改善<br>・グラム陰性菌では，緑膿菌へのカバーがあるものとないものがある<br>・嫌気性菌 *Bacteroides* のカバーはなし<br>・**髄液移行性ありで，髄膜炎に使用できる（第1，第2世代は，髄液移行性なし）**<br>・セフトリアキソン（＝セフォタキシム）：緑膿菌のカバーなし<br>・セフタジジム：緑膿菌のカバーあり |
| 第4世代セフェム[※2] | セフェピム | ・第1世代セフェムと第3世代セフェムの特徴を合わせもつ<br>・MSSAのカバーあり（最適ではない，p.27参照）<br>・グラム陰性菌で腸内細菌，緑膿菌のカバーあり<br>・"SPACE"のカバーあり（p.15参照）<br>・嫌気性菌 *Bacteroides* のカバーはなし<br>・髄液移行性あり |

※1 現在，一般臨床現場での使用用途はかなり減っている．そのため，研修医がマスターすべき必須の抗菌薬ではない

※2 国内には，セフェピムを含み第4世代は4種類あるが，グローバルに広く使用されており，ガイドラインにも掲載されている1種類のみ掲載した

## 1 作用メカニズム

p.25 図1，p.51 概略図を参照．セフェム系抗菌薬は $\beta$ ラクタム系抗菌薬なので，ペニシリン系と同様，作用部位は細胞壁にあるペニシリン結合タンパク質（penicillin-binding protein：PBP）である．一口にPBPといっても，微生物によりさまざまな種類のPBPがあり，どの種類のPBPをもっているのかは異なる．たとえば，PBP2，PBP3など，PBPには番号がついており，その種類が区別されている．

セフェム系で重要なのは，腸球菌のPBP（特にPBP5）に対して，親和性が低いことである．そのため，**セフェム系抗菌薬は，腸球菌による感染症の治療薬として使用できない**．

## 2 分類と特徴

第1世代セフェム，第2世代セフェム，第3世代セフェム，第4世代セフェムの4種類がある．p.52のスペクトラムのまとめを参照してほしい．セフェム系はその開発の歴史から，第1世代から第3世代と世代が新しくなるにつれ，グラム陰性菌のカバーが改善されていく．逆に，グラム陽性菌のカバーは世代が新しくなるにつれ，低下していく．第4世代は，第1世代と第3世代の長所を合わせもつ特徴がある．

つまり，

・グラム陽性菌：第1世代＞第2世代＞第3世代
・グラム陰性菌：第3世代＞第2世代＞第1世代
・第4世代＝第1世代 ＋ 第3世代

というイメージをもってほしい．

### 1）第1世代セフェム
【セファゾリン（セファメジン®）】

セファゾリンは，グラム陽性菌では*Staphylococcus aureus*（MSSA），*Streptococcus*をカバーする．腸球菌*Enterococcus*はカバーできない．グラム陰性菌では，腸内細菌の*E. coli*, *Klebsiella pneumoniae*, *Proteus mirabilis*などがカバーできる．気道系に感染症を起こすインフルエンザ菌，モラキセラはカバーが低い．グラム陰性菌の緑膿菌*Pseudomonas*はカバー

しない．嫌気性菌 *Bacteroides* もカバーしない．

**【セファゾリンの使用例】**
- 皮膚・軟部組織の蜂窩織炎〔*Staphylococcus aureus*（MSSA），*Streptococcus* による〕
- 感受性のある *E. coli* による腎盂腎炎
- 手術の術前投与

## 2）第2世代セフェム

**【分類】**
①**嫌気性菌 *Bacteroides* のカバーなし**：セフォチアム（パンスポリン®）
②**嫌気性菌 *Bacteroides* のカバーあり**：セフメタゾール（セフメタゾン®），フロモキセフ（フルマリン®）

現在，第2世代の臨床上の使用はかなり限られているため，研修医の方は，そのほかの抗菌薬を使用することを優先すべきである．第2世代セフェムは，第1世代セフェムと比べ，インフルエンザ菌，モラキセラのカバーが改善された．その利点から，かつて欧米などでは，第2世代セフェムのセフロキシムが市中肺炎の第一選択薬であった．現在では肺炎球菌，そのほかの菌の耐性化により，それが第3世代セフェムのセフトリアキソンに変更されている．

また，第2世代セフェムは，MSSAに対するカバーは低下している．腸球菌 *Enterococcus* はカバーできない．グラム陰性菌で，第1世代でカバーできる腸内細菌の *E. coli*，*Klebsiella pneumoniae*，*Proteus mirabilis* は，引き続きカバーできる．グラム陰性菌の緑膿菌 *Pseudomonas* はカバーしない．嫌気性菌 *Bacteroides* のカバーは，セフォチアムはないが，セフメタゾール，フロモキセフではある．第2世代セフェムで，嫌気性菌 *Bacteroides* のカバーがあるものは，腹部手術の術前投与などに使用できる．

現在，臨床現場では腸内細菌の耐性化により，セフォチアムが使用できる状況では通常，第1世代セフェムを使用できる．また，肺炎球菌の初期治療も第2世代から第3世代セフェムへ変更されたため，あえて第2世代セフェムを使用する機会は激減している．

**【セフメタゾール使用例】**
- 下部消化管の術前投与（腸管内の嫌気性菌 *Bacteroides* を含む複合菌に対して使用）

### 3）第3世代セフェム

【分類】
①緑膿菌 Pseudomonas のカバーなし：セフトリアキソン（ロセフィン®），セフォタキシム（セフォタックス®）
②緑膿菌 Pseudomonas のカバーあり：セフタジジム（モダシン®）

　セフォペラゾン・スルバクタム（スルペラゾン®）はエビデンスが少なく，現在，世界的にはあまり使用されていない．そのため，本書では研修医の必須抗菌薬としては推奨しない．また，国内では，なぜか「胆道感染＝セフォペラゾン・スルバクタム（スルペラゾン®）」といった公式にも近い使用がみられるが，その根拠は乏しい．セフォペラゾン・スルバクタム（スルペラゾン®）は「胆道移行性がよい」との"売り"であるが，「胆道移行性がほかの抗菌薬よりよい＝胆道炎の臨床的なアウトカムがほかの抗菌薬よりよい」といったことは臨床試験では証明されておらず，胆道感染症にはほかの抗菌薬も十分使用できる．

　セフォペラゾン・スルバクタム（スルペラゾン®）は，第3世代セフェムにβラクタマーゼ阻害薬が配合されたものである．一般的なスペクトラムは，MSSAのカバーは低く，緑膿菌のカバーは中等度（原則として緑膿菌の治療には使用しない），嫌気性菌 Bacteroides のカバーはある．しかしながら，学術的な観点から，その使用用途は限られており，あえて使用する場面はあまり存在しない．

> 第3世代セフェムは髄液移行性があるので，細菌性髄膜炎の治療に使用できる．第1，第2世代セフェムは細菌性髄膜炎の治療には使用できない．

　第3世代セフェムは，第1，第2世代に比べ，グラム陽性菌のカバーは低下するが，グラム陰性菌のカバーはさらに改善する．腸球菌 Enterococcus のカバーはない．インフルエンザ菌，モラキセラのカバーは，第2世代よりもさらに改善している．また，腸内細菌 E. coli, Klebsiella pneumoniae, Proteus mirabilis は引き続きカバーできる．第3世代セフェムでは，緑膿菌のカバーがあるセフタジジムが登場する．現在，このセフタジジムの使用用途もほぼ緑膿菌に限られており，これは第4世代セフェムで代替できるため，研修医にとり，必須の抗菌薬ではなくなってきている．

　**緑膿菌のカバーのないセフトリアキソン，セフォタキシムは，研修医にとって，必須の抗菌薬である．**この2つの抗菌薬のスペクトラムは同一であるため，どちらか一方を使いこなせればよい．これらの2つの違いは，

セフトリアキソンは肝臓代謝で，半減期は6～7時間程度（1日1～2回投与可能），セフォタキシムは腎臓代謝で，半減期は1時間程度（1日3～4回投与が必要）である．**セフトリアキソンは，腎機能による用量調整が不要である**．

セフトリアキソン（＝セフォタキシム）は，MSSAのカバーは中等度，肺炎球菌のカバーはある．現在，第3世代セフェムのこれらは，**市中肺炎の第一選択薬である**．第3世代セフェムでは，嫌気性菌 *Bacteroides* のカバーはない．

【セフトリアキソン使用例】
- 市中肺炎（1日1～2g使用）
- 細菌性髄膜炎の初期治療（1日4g使用）
- 市中発生の腎盂腎炎，尿路性敗血症（urosepsis）など（1日2g使用）

## 4）第4世代セフェム

【セフェピム（マキシピーム®）】

第4世代セフェムは，第1世代と第3世代セフェムの特徴を合わせもつ．嫌気性菌 *Bacteroides* のカバーはない．第3世代セフェムと比べ，グラム陽性菌のMSSAのカバーが改善されている．腸球菌 *Enterococcus* のカバーはない．グラム陰性菌では，腸内細菌，緑膿菌のカバーもある．また，"SPACE"（p.15参照）と呼ばれる医療関連感染（p.20参照）の原因菌へのカバーもある．

現在，国内では，第4世代セフェムは，セフェピムを含め4種類承認されているが，研修医では，1種類使い方を学べば十分である．セフェピムは世界的な臨床試験も多くされており，エビデンスも多く，ガイドラインなどにも記載されているため，本書では選択した．

【セフェピムの使用例】1回1gを8時間ごと，または1回2gを12時間ごと
- 入院患者の発熱で，医療関連感染を想定したときの初期治療
- 好中球減少時の発熱の初期治療
- 感受性のある"SPACE"が培養から検出されているときの治療薬として（最適治療）
- 髄液移行性があり，術後髄膜炎の初期治療および最適治療（1日6g）

## 3 使用上の注意

ペニシリン系抗菌薬と同様に，アレルギー歴を確認すること．
特にType I アレルギーの有無（p.45参照）に注意する．

セフェム系抗菌薬は，時間依存性抗菌薬（p.31参照）である．ほぼすべてのセフェム系抗菌薬は，半減期が1時間程度であり，**朝夕2回点滴の処方では，不十分なものがほとんどである**．そのため，第3世代セフェムのセフトリアキソン（半減期6時間，1日1～2回投与）を除き，1日3回程度の投与が必要である．第4世代セフェムのセフェピムは，通常，1日2回投与（場合により3回投与）が必要である．一般に，セフェム系抗菌薬は腎機能により用量調整が必要であるが，**セフトリアキソンは腎機能による用量調整が不要で，便利である**．

## 4 副作用

ペニシリン系と類似．アレルギー反応，発熱，発疹，中枢神経系（痙攣など），好酸球増加性肺炎（PIE），肝障害，下痢，間質性腎炎，骨髄抑制，ビタミンK不足（消化管の常在菌抑制のため）など．

ペニシリン系にアレルギーがある場合，セフェム系と交差アレルギーがある可能性は最大10～15％程度といわれており，Type I アレルギーでない場合は，セフェム系は通常使用できる．**カルバペネム系抗菌薬はセフェム系よりも，ペニシリン系との交差アレルギーの頻度が高いので注意する**．

## 重要事項 まず，これだけはおさえよう！

### モノバクタム系抗菌薬の特徴を整理しよう！

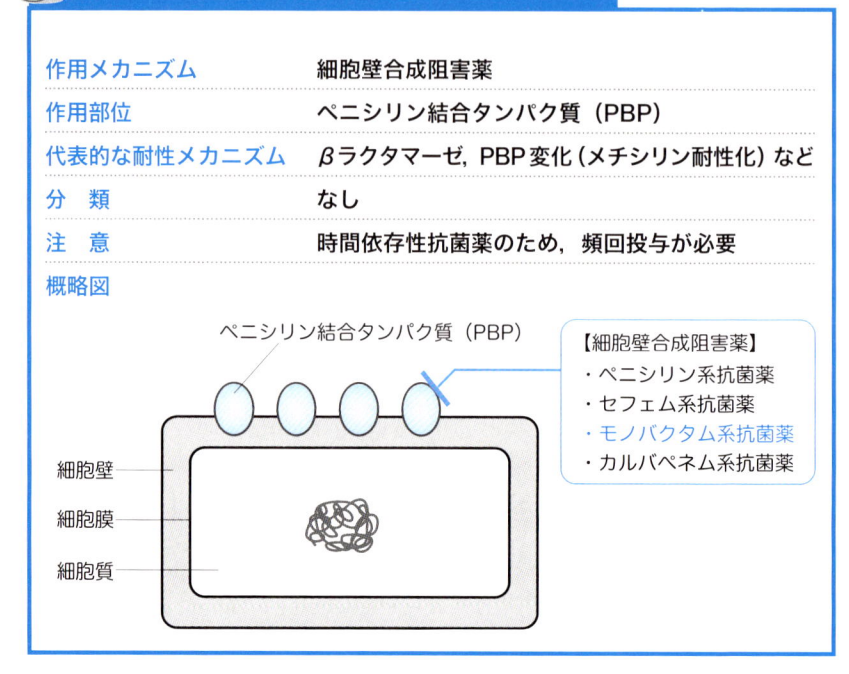

| | |
|---|---|
| 作用メカニズム | 細胞壁合成阻害薬 |
| 作用部位 | ペニシリン結合タンパク質（PBP） |
| 代表的な耐性メカニズム | $\beta$ラクタマーゼ，PBP変化（メチシリン耐性化）など |
| 分類 | なし |
| 注意 | 時間依存性抗菌薬のため，頻回投与が必要 |
| 概略図 | |

ペニシリン結合タンパク質（PBP）

【細胞壁合成阻害薬】
・ペニシリン系抗菌薬
・セフェム系抗菌薬
・モノバクタム系抗菌薬
・カルバペネム系抗菌薬

細胞壁
細胞膜
細胞質

### 必ず覚えてほしい モノバクタム系抗菌薬と適応微生物

**Point**
- ☐ 殺菌性抗菌薬
- ☐ 時間依存性抗菌薬
- ☐ 投与頻度を確保することが大切

**臨床での使用上の注意点**
- ☐ グラム陰性菌のみカバーする
- ☐ 緑膿菌カバーあり
- ☐ 髄液移行性あり
- ☐ $\beta$ラクタム系アレルギーのときの代替薬

（次ページにつづく）

(前ページのつづき)

| 抗菌薬 (特に記載がない場合は注射薬) | 適応微生物 |
|---|---|
| アズトレオナム<br>(1種類のみしかない) | ・グラム陰性桿菌のみカバー<br>・緑膿菌のカバーあり<br>・グラム陽性菌,嫌気性菌のカバーなし.したがって,MSSA,腸球菌などのグラム陽性菌はカバーしない<br>・嫌気性菌 *Bacteroides* もカバーしない<br>・βラクタム系にアレルギーのある患者における代替薬としてType Iアレルギーでない場合は使用できる |

アズトレオナムは,緑膿菌を含むグラム陰性菌のみをカバーできる.使用する場面は,医療関連感染や緑膿菌が想定される場合などである.βラクタム系にアレルギー(Type I以外)がある場合に使用できる代替薬である.

*memo*

## Lecture2-2 ● セフェム系抗菌薬とモノバクタム系抗菌薬
# 演習問題｜問題編

## 第1問

35歳男性．既往歴なし．右下腿の発赤，疼痛，腫脹で来院した．右下腿の蜂窩織炎の診断で，入院することになった．どのようなマネージメントが望ましいか．

## 第2問

76歳男性．大腸がんの手術を施行することになった．周術期の術前投与として選択可能な抗菌薬には何があるか．

## 第3問

65歳男性．既往歴なし．3日間の発熱と咳で来院した．身体所見で，発熱38℃，右下肺に断続性ラ音（crackle）が聞こえる．胸部X線で，右下肺に浸潤影が判明し，右下肺の市中肺炎として治療することになった．どのような処方例があるか．

## 第4問

62歳女性．昨日からの頭痛と発熱がある．本日は意識が朦朧として家族とともに救急車で来院した．身体所見では，血圧90台．意識は混濁，頸部硬直あり．髄膜炎の診断でマネージメントすることになった．どのように対応するのが望ましいか．

## 第5問

86歳男性．10日前に転倒し，右大腿部を微小骨折し，入院した．内科的に経過をみていたが，本日40℃の発熱があった．末梢ラインと尿路カテーテルが挿入されている．どのようにマネージメントするのが望ましいか．

## 第6問

53歳女性，糖尿病の既往歴あり．ペニシリンで全身に発疹のアレルギー歴あり．*Pseudomonas aeruginosa* の腎盂腎炎で入院した．感受性検査の結果，検査したすべての抗菌薬に感受性があった．この場合，どのような抗菌薬が使用できるか．体重は60 kg，腎機能は正常とする．

## Lecture2-2
# 演習問題　解答編

## 第1問

> 35歳男性．既往歴なし．右下腿の発赤，疼痛，腫脹で来院した．右下腿の蜂窩織炎の診断で，入院することになった．どのようなマネージメントが望ましいか．

### 解答・解説

　血液培養2セットを含む，発熱基本検査セット（fever work-up）を採取する．抗菌薬では，蜂窩織炎の主な原因微生物，*Staphylococcus aureus*，*Streptococcus* をターゲットとする．

【処方例】
　体重50 kg以上，腎機能正常な場合，
セファゾリン 1回1 gを8時間ごと（1日3 g，保険用量は1日5 gまで）．

## 第2問

> 76歳男性．大腸がんの手術を施行することになった．周術期の術前投与として選択可能な抗菌薬には何があるか．

### 解答・解説

【処方例】
　大腸手術なので，腸内細菌および嫌気性菌のカバーを考慮し，
セフメタゾール 1回1〜2 gを投与できる．
または，フロモキセフ1回 1〜2 gも使用可能．
そのほか，アンピシリン・スルバクタム 1回3 gも適切である．

　そのほか，上部消化管，頭頸部，産科・婦人科手術などでは，セファゾリン 1回1〜2 gが使用できる．婦人科などで嫌気性菌の考慮が必要な場合は，セフメタゾール 1回1〜2 g，フロモキセフ 1回1〜2 gでもよい．
　周術期の抗菌薬は，皮膚切開の30分前頃に投与する．術後の抗菌薬は，原則，不要である．米国疾病対策センター（CDC）のガイドラインでは，術後投与は推奨されていない．

## 第3問

> 65歳男性．既往歴なし．3日間の発熱と咳で来院した．身体所見で，発熱38℃，右下肺に断続性ラ音（crackle）が聞こえる．胸部X線で，右下肺に浸潤影が判明し，右下肺の市中肺炎として治療することになった．どのような処方例があるか．

### 解答・解説

Lecture2-6 演習問題 第2問（p.118），Lecture2-9 演習問題 第1問（p.146）も参照．

肺炎球菌，モラキセラ，インフルエンザ菌，マイコプラズマ，クラミドフィラ，レジオネラなど，市中肺炎の6つの原因微生物をカバーする抗菌薬を使用する．

【処方例】
セフトリアキソン 1回1gを12時間ごと，
または1回2gを24時間ごと（ともに1日2g）
＋ アジスロマイシン（経口薬）1回500 mgを1日1回（3日間のみ）．

または，アンピシリン・スルバクタム 1回3gを6時間ごと
（1日12 g，保険用量は1日12 g，2012年承認）
＋ アジスロマイシン（経口薬）1回500 mgを1日1回（3日間のみ）．

> **注意**
> 非定型肺炎のカバーについては議論があるところであるが，入院時に一緒に治療することでの患者の不利益は少ないと考えられる．

◆ 参考文献

1) IDSAの市中肺炎のガイドライン．Clin Infect Dis 44：S27-S72, 2007
http://www.journals.uchicago.edu/doi/pdf/10.1086/511159（無料ダウンロード可能）

## 第4問

> 62歳女性．昨日からの頭痛と発熱がある．本日は意識が朦朧として家族とともに救急車で来院した．身体所見では，血圧90台，意識は混濁，頸部硬直あり．髄膜炎の診断でマネージメントすることになった．どのように対応するのが望ましいか．

### 解答・解説

急性発症の市中髄膜炎であり，ターゲットにすべき微生物は，肺炎球菌，髄膜炎菌，そして単純ヘルペスなどである．結核菌も考慮すべき場合もある．また，

50歳以上の患者や細胞性免疫が低下している患者では，リステリア（グラム陽性桿菌）の考慮もケースに応じて行う．

マネージメントとして，一刻も早く抗菌薬を開始すべきであるため，まず，A，B，C（airway, breathing, circulation）の基本を確保し，昇圧薬開始，挿管なども行い，
　① 血液培養を2セット採取する（同時に発熱基本検査セットを行う）
　② デキサメサゾン（ステロイド）（0.15 mg/kgを6時間ごと，2〜4日間など）を開始する
　③ 抗菌薬を開始する
　④ 頭部CTを撮る
　⑤ 腰椎穿刺を行う
の順番が理想である．①〜⑤を迅速に行うことが重要である．実際には，
　① 血液培養2セットをとる（同時に発熱基本検査セットを行う）
　② 頭部CTを撮る
　③ 腰椎穿刺を行う
　④ 結果をみて，デキサメサゾンと抗菌薬を開始する
の順になることが現実的であろう．

【処方例】
　抗菌薬では，**髄液移行性を考慮し，大量投与が必要である**．
　体重50 kg以上，腎機能が正常な場合，
・セフトリアキソン　1回2 gを12時間ごと（1日4 g）
・バンコマイシン　1回1 gを12時間ごと，
　または，1回500 mgを6時間ごと（1日2 g）
・アシクロビル　1回10 mg/kgを8時間ごと（1日30 mg/kg），
などの2〜3剤併用が考えられる．

> **注　意**
> βラクタム系は，血清中の15％程度しか髄液に移行しない．

国内では，セフトリアキソンの代わりに，カルバペネム系抗菌薬もよく使用されるが，痙攣の副作用があることに留意する．また，市中の細菌性髄膜炎では，緑膿菌のカバーは不要なので，一般的な細菌性髄膜炎の原因微生物をカバーする場合には，カルバペネム系抗菌薬の使用は不要である．下記の細菌性髄膜炎のガイドラインの文献では，ペニシリン耐性肺炎球菌に対する代替薬としてメロペネムが掲載されている．

リステリアを初期治療でカバーする場合は，第一選択薬のアンピシリンを培養結果がわかるまで併用する．腎機能が正常な場合，アンピシリン　1回2 gを（6時間ごとでなく）4時間ごと（1日12 g，保険では"高用量"可能）．

◆ 参考文献

1) IDSAの細菌性髄膜炎のガイドライン．Clin Infect Dis 39：1267-1284, 2004
　　http://www.journals.uchicago.edu/doi/pdf/10.1086/425368（無料ダウンロード可能）

## 第5問

> 86歳男性．10日前に転倒し，右大腿部を微小骨折し，入院した．内科的に経過をみていたが，本日40℃の発熱があった．末梢ラインと尿路カテーテルが挿入されている．どのようにマネージメントするのが望ましいか．

### 解答・解説

入院後48時間以降の発熱であるため，発熱の鑑別診断を考える．感染症では医療関連感染＊を想定し，"SPACE"の菌を考慮する（p.15参照）．非感染症では，寝たきりであるため，深部静脈血栓，薬剤性の熱（痛み止めのNSAIDsなど）も考慮する．

まず，マネージメントとして発熱基本検査セットを採取する．もっとも重要なのは，血液培養2セット．そして尿検査，尿培養，胸部X線．尿路カテーテルは交換するか，または適応を判断し，抜去を考慮するのが望ましい．培養結果を待つ間，初期治療の抗菌薬を開始する．初期治療では，グラム陰性菌の"SPACE"のカバーは必須である．そのため，抗緑膿菌カバーの抗菌薬（p.28）を開始する．

【処方例】
体重50 kg，腎機能正常な場合，
セフェピム 1回1gを12時間ごと（1日2g），
または，ピペラシリン・タゾバクタム 1回4.5gを6〜8時間ごと（1日13.5〜18g）．
培養結果後，感染部位と原因微生物により，抗菌薬を最適治療に変更する．

＊医療関連感染には，中心静脈カテーテル関連感染，尿路カテーテル感染，医療関連肺炎，手術部位感染，Clostridium difficile関連疾患（CDAD）などが含まれる

## 第6問

> 53歳女性，糖尿病の既往歴あり．ペニシリンで全身に発疹のアレルギー歴あり．Pseudomonas aeruginosa の腎盂腎炎で入院した．感受性検査の結果，検査したすべての抗菌薬に感受性があった．この場合，どのような抗菌薬が使用できるか．体重は60 kg，腎機能は正常とする．

### 解答・解説

ペニシリン系抗菌薬による全身アレルギー患者．患者から詳細な状況を聞き，アナフィラキシーのようなType Iアレルギーでなければ，処方例のようなオプションが考えられる．臨床状況に応じて，もっとも安全と考えられる抗菌薬を使用すること．

ペニシン系抗菌薬とセフェム系抗菌薬の交差アレルギー反応は，10〜15％程度．Type Iアレルギーでない場合，セフェム系は一般には使用可能である．ただし，全身性発疹の場合，その重症度を加味してセフェム系を使用するかどうか

判断が必要である．抗緑膿菌カバーの抗菌薬（p.28）の投与を開始する．

【処方例】
・セフェム系抗菌薬ではセフェピム 1回1gを8時間ごと（1日3g）．
（注意：*Pseudomonas aeruginosa* の治療のとき，セフェピムは
1回1gを8時間ごとに1日3g使用する．通常量は1日2g）
・βラクタム系の使用をしない場合のオプションでは，
モノバクタム系抗菌薬（Type I アレルギーでは使用を避ける）の
アズトレオナム 1回1gを8時間ごと
（1日3g，保険用量は1日 4gまで）．
Type I アレルギーの場合は，βラクタム系抗菌薬すべて（モノバクタム系抗菌薬，カルバペネム系抗菌薬を含む）の使用は避ける．
・βラクタム系抗菌薬以外では，
シプロフロキサシン 1回300 mgを12時間ごと（1日600 mg），
または，ゲンタマイシン 1回3〜4.5 mg/kgを1日1回
（アミノグリコシド系抗菌薬の1日1回投与法，ゲンタマイシンの保険用量は，1日120 mgまで）．

**注意**
　糖尿病の患者は腎機能障害を起こしやすいので，できればアミノグリコシド系抗菌薬はなるべく使用しないほうが無難．アレルギーや感受性の結果で，ほかのオプションがない場合の選択肢となることが多い（透析患者は透析後投与でアミノグリコシド系を使うことも，比較的行いやすい）．

Lecture 2 これが必須の知識 〜各抗菌薬の特徴と使い方〜

# 3. カルバペネム系抗菌薬

**重要事項** まず，これだけはおさえよう！

### カルバペネム系抗菌薬の特徴を整理しよう！

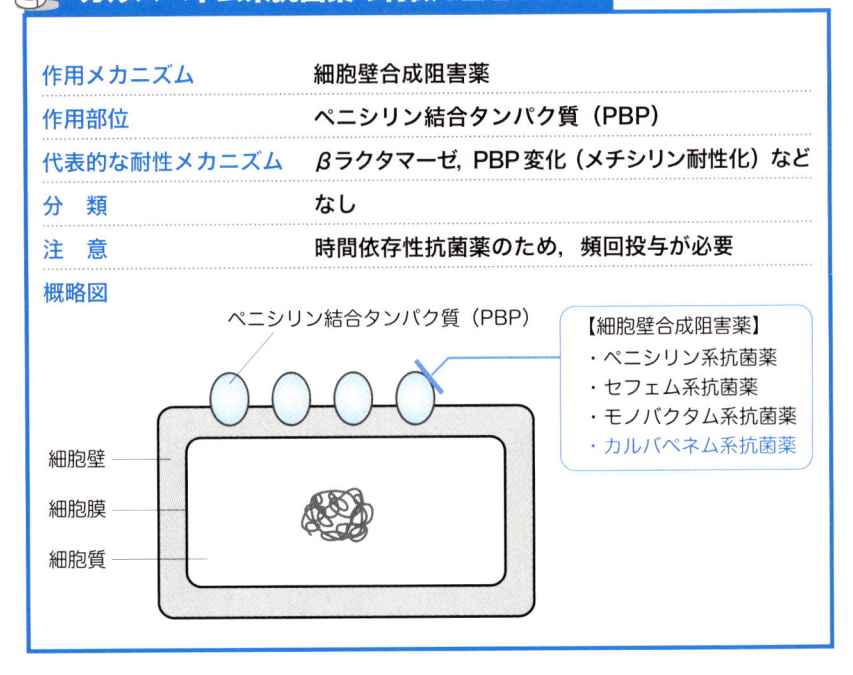

| | |
|---|---|
| 作用メカニズム | 細胞壁合成阻害薬 |
| 作用部位 | ペニシリン結合タンパク質（PBP） |
| 代表的な耐性メカニズム | $\beta$ラクタマーゼ，PBP変化（メチシリン耐性化）など |
| 分類 | なし |
| 注意 | 時間依存性抗菌薬のため，頻回投与が必要 |
| 概略図 | |

ペニシリン結合タンパク質（PBP）

【細胞壁合成阻害薬】
・ペニシリン系抗菌薬
・セフェム系抗菌薬
・モノバクタム系抗菌薬
・カルバペネム系抗菌薬

細胞壁
細胞膜
細胞質

### 必ず覚えてほしい カルバペネム系抗菌薬と適応微生物

**Point**
- ☐ 殺菌性抗菌薬
- ☐ 時間依存性抗菌薬
- ☐ カルバペネム系抗菌薬は半減期が1時間
- ☐ 投与頻度を確保することが大切

**臨床での使用上の注意点**
- ☐ 基本的に腸球菌はカバーできない
- ☐ 緑膿菌のカバーあり
- ☐ 嫌気性菌 *Bacteroides fragilis* のカバーあり
- ☐ 髄液移行性あり．髄膜炎に使用する場合，副作用の痙攣に注意

| 抗菌薬（特に記載がない場合は注射薬） | 適応微生物 |
| --- | --- |
| イミペネム, メロペネム | ・グラム陽性菌：メチシリン感受性黄色ブドウ球菌（MSSA）のカバーあり，溶血連鎖菌，肺炎球菌は，カルバペネム系が第一選択薬ではないが，カバーはあり<br>・腸球菌では，*Enterococcus faecalis* に対して，イミペネムは中等度活性あり．メロペネムは耐性なので治療できない．原則として，カルバペネム系は腸球菌の治療に使用してはいけない<br>・グラム陰性菌：腸内細菌（*E. coli*, *Klebsiella*, *Proteus* など），"SPACE" の菌（p.15参照）<br>・緑膿菌 *Pseudomonas aeruginosa* のカバーあり<br>・嫌気性菌 *Bacteroides fragilis* のカバーあり（クリンダマイシンよりも嫌気性菌のカバーは圧倒的に優れている）<br>・ESBL（Extended spectrum β-lactamase）産生グラム陰性菌の第一選択薬<br>・髄液移行性があるので，髄膜炎にも使用できる（ただし痙攣に注意）<br><br>【カバーできない微生物の代表】<br>メチシリン耐性黄色ブドウ球菌（MRSA），腸球菌，レジオネラ，クラミジア，マイコプラズマ，真菌，*Stenotrophomonas maltophilia*（医療関連感染を起こすグラム陰性桿菌で，カルバペネム耐性で有名，第一選択薬はST合剤）など |

## 1 作用メカニズム

p.25 図1，p.66 概略図を参照．カルバペネム系抗菌薬は，広義の β ラクタム系抗菌薬なので，ペニシリン系と同様，作用部位は細胞壁にあるペニシリン結合タンパク質（penicillin-binging protein：PBP）である．

## 2 分類と特徴

分類はなし．国内承認のカルバペネム系には以下の5種類がある．
- イミペネム（チエナム®）
- メロペネム（メロペン®）
- ドリペネム（フィニバックス®）
- パニペネム※（カルベニン®）
- ビアペネム※（オメガシン®）

※のついた2つのカルバペネム系は国内で主に使用されているが，ほかの3つは国外でも使用されており，なかでもイミペネムとメロペネムが世界的に広く使用されており，エビデンスも多い．

### 1）イミペネム

イミペネムは，正確には，イミペネム・シラスタチンで，イミペネムとシラスタチンの合剤である．**シラスタチンは，βラクタマーゼ阻害薬ではなく，抗菌活性はない．腎臓でイミペネムが不活性化されるのを防ぐための薬剤**である．これなしでは，イミペネムは不活性化されて効力を発揮できない．表1にカルバペネム系の適正使用を示した．

#### 表1　カルバペネム系抗菌薬の適正使用

初期治療の場合
- 原因微生物として緑膿菌が想定される場合〔糖尿病患者，免疫不全患者，敗血症（sepsis）の患者など〕
- 医療関連感染が想定される場合
- 好中球減少時の発熱（neutropenic fever）
- 壊死性筋膜炎
- 腹腔内感染で，グラム陽性菌，緑膿菌を含むグラム陰性菌，嫌気性菌 *Bacteroides* による複合菌感染が想定される場合

最適治療の場合
- カルバペネム系が第一選択薬の"SPACE"などによる医療関連感染
- カルバペネム系以外に感受性がないグラム陰性菌が検出されている場合
- 好中球減少時発熱（neutropenic fever，培養結果がすべて陰性）
- 腹腔内感染で，グラム陽性菌，"SPACE"を含むグラム陰性菌，嫌気性菌 *Bacteroides* が複合菌感染を起こしている場合

本書を卒業するための知識として，Lecture1-1 p.11 も参照

## 2）メロペネム

メロペネムの適正使用は，イミペネムと同様．イミペネムとメロペネムの違いであるが，メロペネムは，イミペネム使用時にみられた痙攣の副作用が相対的に少ない，とのことで開発された．現在も基本的にそのように考えられており，痙攣のリスクがあるときにカルバペネム系抗菌薬を使用する場合，メロペネムが使用されることが多い．米国感染症学会（IDSA）の細菌性髄膜炎の治療薬で，第3，4世代セフェムなどの代替薬としてメロペネムが掲載されている．

また，2011年以前は，世界標準用量と保険適用量に差があったが，現在，それが解消された．イミペネムは，1日の世界標準用量が1日の保険適用量の2gで一致している．メロペネムでは，1日の世界標準用量3g vs. 保険適用量2gの差があった．2011年に世界標準用量の1回1g 8時間ごと（1日3g）（表2）が一般感染症についても認められた．2010年時点では好中球減少時の発熱にのみ1日3gが保険適用で承認済みであった．

**表2　保険適用量での推奨投与方法**

| | |
|---|---|
| イミペネム | 1回500 mgを6時間ごと（保険適用は1日2gまで） |
| メロペネム | 1回1gを8時間ごと（2011年保険適用承認．保険適用は1日3gまで）※ |
| ドリペネム | 1回250〜500 mgを8時間ごと<br>（保険適用は1日750〜1,500 mgまで） |

成人，体重50 kg以上，腎機能正常の場合

> **注意：メロペネムの新しい保険適用**
> ※2010年に好中球減少時の発熱に対して，2011年には一般感染症に対して，1回1gを8時間ごとが保険適用承認された．

## 3）ドリペネム

臨床的な使用方法は，イミペネム，メロペネムと同様．ドリペネムの1日の保険適用量は，1日の世界標準用量と同じである．

## 4）パニペネム，ビアペネム

パニペネム，ビアペネムは，エビデンスが少なく，世界的に使用されている抗菌薬ではない．国内では，小児の細菌性髄膜炎，または成人の細菌性髄膜炎でパニペネムが推奨されているが，本書では，研修医の必須の抗菌薬としては推奨しない．前述のイミペネムまたはメロペネムを使用でき

れば十分であり，学術的に代替可能である．

## 3 使用上の注意

　カルバペネム系抗菌薬は，**時間依存性抗菌薬**である（p.31参照）．したがって，頻回投与しなければ効果は望めない．**腎機能が正常の場合，朝夕2回点滴の処方では，不十分である．**

## 4 副作用

　$\beta$ラクタム系抗菌薬に共通であるが，発熱，発疹，アレルギーなどがある．$\beta$ラクタム系抗菌薬のなかで，カルバペネム系抗菌薬は相対的に高い頻度でペニシリン系抗菌薬と交差アレルギーを起こすこともある．ペニシリン系抗菌薬にアレルギーがある場合は注意する．中枢神経系では，痙攣〔イミペネム（相対的に多い）＞メロペネムといわれてきた〕に注意する．そのほかは，ペニシリン系，セフェム系抗菌薬とほぼ共通で，好酸球増加性肺炎（PIE），肝障害，下痢，間質性腎炎，骨髄抑制，などがある．

## Lecture2-3 ● カルバペネム系抗菌薬
# 演習問題 | 問題編

### ☑ 第 1 問

下記の状況で，カルバペネム系抗菌薬が適正使用ではないのはどれか．

① 37歳男性．急性白血病．化学療法中で，本日 Day 10．好中球数は本日 20/mm$^3$．40℃の発熱がある．発熱基本検査セット（Fever work-up）で血液培養2セットなどを採取後，抗菌薬を開始した．

② 32歳女性．既往歴なし．発熱と咳で来院．右下肺野に浸潤影あり．循環・呼吸動態は安定している市中肺炎と診断され，入院治療する場合．

③ 68歳男性．胆石の除去術を内視鏡的逆行性膵管造影（ERCP）下で施行した．その後，発熱した．

④ 78歳女性．自宅で，料理中に上半身に2〜3度の熱傷を負った．入院時から40℃の発熱があったが，本日，血圧が80台に低下した．

⑤ 48歳男性．脊髄損傷で，寝たきり．常時，尿路カテーテルが挿入され，在宅療養中．3日前に，発熱で入院し，ESBL（Extended spectrum βラクタマーゼ）産生の *Klebsiella pneumoniae* の尿路感染であると確定診断がついた．

### ☑ 第 2 問

29歳女性．SLEの既往歴があり，プレドニゾン 10 mg/day を過去3年間服用中．昨日から発熱（38℃台），救急車で来院した．血圧が70台でショック状態．挿管され，昇圧薬と抗菌薬を開始し，集中治療室（ICU）に搬送された．このとき，抗菌薬ではどのような処方が考えられるか．

*memo*

# Lecture2-3
## 演習問題　解答編

### 第1問

> 下記の状況で，カルバペネム系抗菌薬が適正使用ではないのはどれか．
> ① 37歳男性．急性白血病．化学療法中で，本日 Day 10．好中球数は本日20/mm$^3$．40℃の発熱がある．発熱基本検査セット（Fever work-up）で血液培養2セットなどを採取後，抗菌薬を開始した．
> ② 32歳女性．既往歴なし．発熱と咳で来院．右下肺野に浸潤影あり，循環・呼吸動態は安定している市中肺炎と診断され，入院治療する場合．
> ③ 68歳男性．胆石の除去術を内視鏡的逆行性膵管造影（ERCP）で施行した．その後，発熱した．
> ④ 78歳女性．自宅で，料理中に上半身に2〜3度の熱傷を負った．入院時から40℃の発熱があったが，本日，血圧が80台に低下した．
> ⑤ 48歳男性．脊髄損傷で，寝たきり．常時，尿路カテーテルが挿入され，在宅療養中．3日前に，発熱で入院し，ESBL（Extended spectrum βラクタマーゼ）産生の *Klebsiella pneumoniae* の尿路感染であると確定診断がついた．

#### 解答・解説

正解は②である．

①では，好中球減少時の発熱であり，米国感染症学会（IDSA）のガイドラインなどで推奨される抗菌薬のひとつである．

②では，既往歴のない患者の市中肺炎で，*Pseudomonas aeruginosa* を想定する必要がないので，カルバペネム系の適応はない．

③では，医療行為後の腹腔内感染（胆管炎）の可能性が高いため，グラム陽性菌ではMRSAを含むもの，グラム陰性菌では"SPACE"（p.15参照），嫌気性菌のカバーが必要であり，複合菌感染と考えられる．そのため，初期治療において，カルバペネム系の使用は適正である．ピペラシリン・タゾバクタムを使用してもよい．

④では，熱傷患者の入院後の発熱である．熱傷患者は，*Pseudomonas aeruginosa* のハイリスク患者であるため，これをカバーできる抗菌薬の使用は必須である．カルバペネム系抗菌薬も選択肢のひとつ．セフェピム，またはピペラシリン・タゾバクタムを使用してもよい．

⑤では，カルバペネム系抗菌薬が第一選択薬になる状況．ESBL産生のグラム陰性桿菌が検出されている．ESBLとは，第3世代セフェム系抗菌薬に耐性をつくるβラクタマーゼで，ESBL産生菌の第一選択薬は，カルバペネム系抗菌薬である．感受性の結果および患者の重症度に応じ，ピペラシリン・タゾバクタム，アミカシン，シプロフロキサシンなどを2〜3剤併用する場合もある．

## 第 2 問

29 歳女性．SLE の既往歴があり，プレドニゾン 10 mg/day を過去 3 年間服用中．昨日から発熱（38℃台），救急車で来院した．血圧が 70 台でショック状態．挿管され，昇圧薬と抗菌薬を開始し，集中治療室（ICU）に搬送された．このとき，抗菌薬ではどのような処方が考えられるか．

### 解答・解説

29 歳女性で，免疫不全患者．ステロイド服用中のため，**細胞性免疫が低下**している．発熱を伴うショック状態であるため，まず，ショックの鑑別診断を考慮する．これまでの病歴，本人（または家族からの）の情報から致死的な疾患を見逃すことなく考慮する．血液量減少性（hypovolemic），心原性，アナフィラキシー，感染症などによるショックが鑑別診断として挙がってくる．原因として，感染症はもっとも重要なもののひとつである．

ほかのショックの原因も，同時に鑑別し対応する必要がある．ここでは，感染性のショック（septic shock）に関して述べる．細胞性免疫不全患者の感染症では細菌性で，グラム陽性菌（MSSA，MRSA など），グラム陰性菌（特に *Pseudomonas aeruginosa*），そのほか，ニューモシスティス肺炎，結核，クリプトコッカス，サイトメガロウイルスなどが鑑別対象である．しかも急激に悪化し，ショックを起こしうるものが想定される．

基本は，**発熱基本検査セット（血液培養 2 セット，尿検査・尿培養，胸部 X 線）**を提出し，感染症のフォーカスを探す．肺炎像があれば，喀痰検査（一般細菌，およびニューモシスティス，結核など）と培養を提出．この場合，気管支鏡も早期に考慮する．

抗原検査で，クリプトコッカス（血清抗原で，感度・特異度 90％程度）などは早期に鑑別する．サイトメガロウイルスについては，血中の抗原検査（アンチゲネミア）を出してもよい．

処方例を次ページに記す．

【処方例】
　ショック状態であるため，初期治療として抗菌薬を迅速に開始する必要がある．体重50 kg以上，腎機能正常の場合，
①グラム陰性菌のカバー目的
・ピペラシリン・タゾバクタム　1回4.5 gを6時間ごと
（1日18 g，保険適用は1日18 gまで，
*Pseudomonas aeruginosa*を対象にする場合，6時間ごと）
または，
・セフェピム　1回1 gを8時間ごと
（1日3 g，保険適用は1日4 gまで，
*Pseudomonas aeruginosa*を対象にする場合，8時間ごと）
または，
・メロペネム　1回1 gを8時間ごと
（1日3 g，保険適用は1日3 gまで）
または，
・イミペネム　1回500 mgを6時間ごと
（1日2 g，保険適用は1日2 gまで）
②グラム陽性菌のカバー目的
・バンコマイシン　1回1 gを12時間ごと
（1日2 g，保険適用は1日2 gまで）などが考えられる

　臨床像で，ニューモシスティス肺炎の可能性がある場合には，ST合剤（トリメトプリム分で15〜20 mg/kg/day）を6時間ごとに分割投与，などの併用が考えられる．

　抗菌薬の選択は，「正解・不正解」ではなく，どのような微生物を想定し，それらをどこまでカバーするかを臨床判断し，そしてそれをどの抗菌薬でカバーするのかを決めるという作業である．自分の治療方針決定に際しては，まるで"**第三者にその抗菌薬の選択理由を説明できる**"かのように，**処方に論理性が伴う**ことが望ましい．頭のなかで，以上のように整理できていると，患者が改善した場合，あるいは悪化した場合に次の方針が立てられる．

Lecture 2 これが必須の知識 〜各抗菌薬の特徴と使い方〜

# 4. グラム陽性球菌カバー薬

　近年，グラム陽性球菌をカバーする抗菌薬は，欧米先進国ではその開発が目覚ましく，国内では未承認の抗菌薬も増えてきている．本書では，グラム陽性球菌のカバー薬で，研修医の必須抗菌薬を選択して解説する．世界的に使用されるようになった新しいグラム陽性球菌カバー薬については，簡潔にご紹介するにとどめたい．

　まず，開発の歴史的背景が興味深いのでご紹介したい．1942年頃，世界で初めてペニシリンが医療現場に登場した．当時，ペニシリンは，グラム陽性球菌の代表である黄色ブドウ球菌をカバーできていた．ところがすぐにペニシリナーゼを産生する黄色ブドウ球菌が登場し，半合成のペニシリナーゼ耐性ペニシリン（メチシリン，ナフシリン，オキサシリンなど）が開発された．

　そしてさらに1961年に世界初のメチシリン耐性黄色ブドウ球菌（MRSA）が英国から報告され，人類との戦いが続いている．MRSAの第一選択薬は，ご存じのバンコマイシン（またはテイコプラニン）である．バンコマイシンは，1970年代に開発され，その後，長い間耐性をつくらなかった．ところが，1986年，このバンコマイシンに耐性の腸球菌が英国とフランスで報告され，バンコマイシン耐性腸球菌（VRE）として世界的な問題となった．それ以降，1990年代終わりまでVREの治療薬は存在せず，既存の古い抗菌薬などを使って何とか治療が行われる状況であった．

　そのうちに，1997年に日本から世界初のバンコマイシンに耐性を示すMRSA（vancomycin-intermedicate *Staphylococcus aureus*：VISA）が報告され，世界を震撼させた．バンコマイシンが臨床的に効かないMRSAの出現は臨床現場に大きな衝撃をもたらし，新薬の開発に莫大なお金がつぎ込まれていった．その結果，1999年に米国で，ストレプトグラミン系抗菌薬のキヌプリスチン・ダルホプリスチン（シナシッド®）が開発された．さ

らに，リネゾリド（ザイボックス®）も承認され，バンコマイシン耐性腸球菌VREやVISAに対する抗菌薬が現場で使用されるようになった．その後もMRSAなどのグラム陽性球菌に対する新薬開発は続き，現在，ダプトマイシン（キュビシン®），チゲサイクリンなどが使用されている．こうして，グラム陽性球菌に対する抗菌薬は，その選択肢が増えた．表1に，現在，世界で使用されている主なグラム陽性球菌カバー薬を示す．

**表1 現在，世界で使用されている主なグラム陽性球菌カバー薬**

| | |
|---|---|
| グリコペプチド系 | バンコマイシン（バンコマイシン®），テイコプラニン※（タゴシッド®） |
| ストレプトグラミン系 | キヌプリスチン・ダルホプリスチン（シナシッド®） |
| オキサゾリジノン系 | リネゾリド（ザイボックス®） |
| リポペプチド系 | ダプトマイシン（キュビシン®，2011年国内承認） |
| グリシルサイクリン系 | チゲサイクリン（タイガシル®，2012年国内承認） |
| リポグリコペプチド系 | ダルババンシン（国内未承認） |

※teicoplaninの英語発音は，タイコプラニン

以降，グリコペプチド系，オキサゾリジノン系抗菌薬について解説する．ストプトグラミン系は使用されることが少ないので，本書ではとりあげない．

## 重要事項 まず，これだけはおさえよう！

### 🔹 グリコペプチド系抗菌薬の特徴を整理しよう！

| | |
|---|---|
| 作用メカニズム | 細胞壁合成阻害薬 |
| 作用部位 | 細胞壁前駆体の終末鎖 D-Alanyl-D-Alanine に対して作用（Alanine：アラニン）<br>注：D-Alanine は，Alanine の右旋性光学異性体を表す |
| 代表的な耐性メカニズム | 腸球菌のバンコマイシン耐性は，D-Alanyl-D-Alanine の，アラニンの部分が別のアミノ酸に置換．耐性遺伝子として，*van A*，*B*，*C*，などがある．MRSA のバンコマイシン耐性は，（VISA において）細胞壁が厚くなること，または，VRE 遺伝子 *vanA* が組み込まれた（vancomycin resistant *Staphyloccocus aureus*：VRSA）ことが報告されている |
| 分 類 | なし |
| 注 意 | ・黄色ブドウ球菌に対しては，静菌的<br>・グラム陽性菌のカバーが中心<br>・血中濃度の測定が必須 |
| 概略図 | |

細胞壁 ─
細胞膜 ─
細胞質 ─

D-Ala　D-Ala　【細胞壁合成阻害薬】
・グリコペプチド系抗菌薬

細胞壁前駆体終末鎖

4．グラム陽性球菌カバー薬

## 必ず覚えてほしい グリコペプチド系抗菌薬のポイント

**Point**
- 黄色ブドウ球菌（メチシリン感受性：MSSA，メチシリン耐性：MRSA）に対しては静菌的

**臨床での使用上の注意点**
- グラム陽性菌のカバーが中心
- 基本的にグラム陰性桿菌，嫌気性菌はカバーできない
- 学術的に適応になる微生物はMRSAのみではない
- 血中濃度（トラフ値）を測定して用量調整が必要
- 腎機能障害・透析患者にも用量調整して使用は可能
- 投与速度を1時間以上かけること（レッドパーソン症候群を防止するため）

| 抗菌薬（特に記載のない場合は注射薬） | 覚えてほしい適応微生物 |
|---|---|
| バンコマイシン，テイコプラニン | ・メチシリン耐性黄色ブドウ球菌（MRSA）※<br>・メチシリン耐性コアグラーゼ陰性ブドウ球菌<br>・アンピシリン耐性腸球菌（Vancomycin sensitive *Enterococcus*：VSE）<br>・ペニシリン耐性肺炎球菌（Penicillin-resistant *Streptococcus pneumoniae*：PRSP，髄膜炎発症の場合）※ |
| | **覚えてほしい適正使用となる疾患** |
| | ・βラクタム系にアレルギーがある場合の代替薬<br>・グラム陽性菌による感染症が想定される場合<br>・グラム陽性菌による菌血症<br>・好中球減少時の発熱（neutropenic fever）<br>・中心静脈カテーテル関連感染<br>・人工物感染症（人工弁，人工関節，人工プレート，ペースメーカーなどによる感染）など<br>注：これらの疾患にはバンコマイシン（またはテイコプラニン）が必須の状況であり，学術的に正当な適応があるが，残念ながら国内での保険適用はない． |

国内での保険適用は※のみ

# 1 作用メカニズム

p.25 図1，p77 概略図に示したように，グリコペプチド系抗菌薬は細胞壁合成阻害薬で，細胞壁前駆体終末鎖 D-Alanyl-D-Alanine という部位に作用する．

## 2 分類と特徴

分類はなし．主に以下の2種類の抗菌薬がある．
- **バンコマイシン**（バイコマイシン®）
- **テイコプラニン**（タゴシッド®，teicoplaninの英語発音はタイコプラニン）

バンコマイシンとテイコプラニンは，臨床上の使用に際して，MRSAに対しては大きな相違点はないため，合わせて解説する．

臨床上の相違点としてVREというバンコマシン耐性腸球菌で，*vanB*という遺伝子をもつ株では，バンコマイシンに対しては，高いMIC（最小発育阻止濃度）をもつが，テイコプラニンのMICは相対的に低い状態があることなどがある．また，バンコマイシン，テイコプラニンは，ともに血中濃度〔この場合，最低血中濃度（＝トラフ値）〕を測定しながら使用する抗菌薬であるが，目標とするトラフ値が異なる（トラフ値については，p.80参照）．テイコプラニンは，血中濃度を上げるため，初回大量投与（loading）が必要である．

表1にバイコマイシン・テイコプラニンのより詳しい学術的な適応微生物を示す．

#### 表1　バンコマイシン・テイコプラニンのより詳しい学術的な適応微生物

- MRSA
- メチシリン耐性コアグラーゼ陰性ブドウ球菌
  （表皮ブドウ球菌の場合，MRSEという）
- 腸球菌（バンコマイシン感受性の腸球菌をVSEという）
- ペニシリン耐性肺炎球菌
  （penicillin-resistant *Streptococcus pneumoniae*：PRSP）
- ペニシリン耐性溶血連鎖球菌
- *Corynebacterium* JK
- *Bacillus cereus*
- *Chryseobacterium meningosepticum*　　など

バイコマイシン・テイコプラニンの使用で重要なのは，培養（特に血液培養）からグラム陽性球菌が検出され，コンタミネーションの可能性が低く，臨床的に感染症が考えられる場合，即座に使用を開始することである．保険適用を考慮し，「MRSAと判明するまで待つ」ことは患者の生命を揺るがすことになり，医学的には不適切である．患者の利益を最大限考えれば，重症の感染症のひとつであるグラム陽性球菌の菌血症は，迅速な治療

が救命には必須であり，グラム陽性球菌の同定結果と感受性結果が判明するまでの間はバンコマイシンが第一選択薬である．その後，最適治療に変更する．もし培養結果でバンコマイシンが第一選択薬の微生物が検出された場合には，最適治療としてもそのままバイコマイシン（またはテイコプラニン）を継続する．

## 3 使用上の注意

### 1）投与速度の設定

　バンコマイシンもテイコプラニンも，投与時間を1時間程度を保つことが重要である．ほかの抗菌薬に比べ，投与速度が速いと（例：30分未満など），非特異的ヒスタミン遊離による副反応で，**レッド・パーソン症候群**（Red person syndrome）が起こる．これは，主に顔面から胸部などが赤く紅潮するものである．もしレッド・パーソン症候群が起こり，ナースコールがあった場合には，投与速度を確認し，典型的な経過であれば容易にこの反応であるとわかる．この反応は，アレルギー反応とは異なるが，見分けが難しいこともあるので，まず投与速度（時間）がどのくらいだったかを確認する．そのため処方時に，最初からゆっくり十分な時間をかけて投与する指示を出しておくことが重要である．

### 2）血中濃度の測定

　バンコマイシンもテイコプラニンも血中濃度をモニターしながら，投与量を調整する必要がある．血中濃度を測る理由は，**これらの抗菌薬は治療域と中毒域の濃度が近いため，投与量を調整しながら安全に使用することが必要**だからである．バンコマイシンとテイコプラニン以外で，血中濃度を測定すべき抗菌薬は，アミノグリコシド系抗菌薬である．

　バンコマイシンとテイコプラニンでは，通常，**次の投与前の濃度**，つまり**最低血中濃度**を測定する．これを**トラフ値**という．トラフ値は，次の投与の約30分〜1時間前以内に測定する．投与開始後，**おおよそ3〜4 dose目を目標に採血する**．なぜ，投与開始直後にはトラフ値を測定しないかというと，体内で薬物動態が安定し，より正確な値が出るのが，投与開始後，3〜4 dose目くらいからだからである．12時間おきに投与している場合は，投与開始後2日目に，だいたい3〜4 dose目になるので，その頃にトラフ値の測定を予定するとよい〔巻末付録4（p.201）を参照〕．

【バンコマイシンの通常投与量】

　成人の場合，1回1gを12時間ごと（保険適用は1日2gまで），または，1回15 mg/kgを12時間ごと（保険適用は1日2gまで）．
　小児の場合，1日40〜60 mg/kgを4回に分けて投与（保険適用は1日40 mg/kgまで）する．

【バンコマイシンの目標のトラフ値】

　これまでは，10〜15μg/mLが一般的であった．最近では，特に**心内膜炎などの治療では，目標トラフ値が15〜20μg/mL程度と高め**になってきている．ただし，これを超える濃度は推奨されていない．

◆参考図書

1）「THE SANFORD GUIDE TO ANTIMICROBIAL THERAPY 39th EDITION」（Gilbert DN, ほか/編），p.91, Antimicrobial Therapy Inc., 2009
　　翻訳版：「サンフォード感染症治療ガイド2009 39版」，p.158, ライフサイエンス出版, 2009

【テイコプラニンの通常投与量】

　テイコプラニンは，**黄色ブドウ球菌による心内膜炎**の場合，成人で，初回大量投与（loading）として，1回12 mg/kgを12時間ごとに3回，その後，1回12 mg/kgを24時間ごとに投与する．目標トラフ値は，20μg/mL以上である（20μg/mL前後が望ましい）．たとえば，腎機能が正常な体重50 kgの患者では，初回大量投与として1回600 mgを12時間ごと（1日1,200 mg），その後，600 mgを1日1回投与する．

　**化膿性関節炎**では，1回12 mg/kgを24時間ごとに投与する．たとえば，腎機能が正常な体重50 kgの患者では，600 mgを1日1回投与する．

【テイコプラニンの保険用量】

　成人の場合，初回は1回400 mgを1日2回（1日800 mg），その後，1日400 mgまで．
　小児の場合，初回は1回10 mg/kg，12時間ごとで3回投与し，その後，6〜10 mg/kgを24時間ごと．
　目標トラフ値は10〜15μg/mLを確保することが望ましい．

◆参考図書
1)「THE SANFORD GUIDE TO ANTIMICROBIAL THERAPY 39th EDITION」(Gilbert DN, ほか/編), p.91, Antimicrobial Therapy Inc., 2009
翻訳版:「サンフォード感染症治療ガイド2009 39版」, p.158, ライフサイエンス出版, 2009

### 3) 腎機能障害がある患者の投与方法

バンコマイシン,テイコプラニンともに,慢性腎不全・透析中の患者の場合,または敗血症(sepsis)などで急性腎不全が進行中などの場合には,**定期投与しないことが原則である**.つまり,成人では,バンコマイシンでは15 mg/kg(または1 g)を,1回のみ投与し,翌日,血中のランダム濃度(採血時点での濃度)を測定し,その後の投与の有無を判断するという方法が一般的である.この方法を**ランダム投与**という.

腎機能が変化する場合には,上記のような1回投与を行い,濃度をみながら,一定の濃度以下になったときに再度投与する,というやり方が一般的である.ランダム投与したい場合は,血中濃度を院内で即日測定できることが望ましい.院内で血中濃度が測定できない場合は,用量調整が困難であるが,用量を少なめに投与しながら慎重に投与量を設定していくことが必要となる.

【バンコマイシンのランダム投与方法】

① 成人の場合
・ランダム濃度が,＞15 μg/mLの場合,その日は投与不要
・ランダム濃度が,＜15 μg/mLの場合,15 mg/kgの投与追加

② 小児の場合
成人に準じて,ランダム濃度をみて,15 μg/mLを目安に10～15 mg/kgを追加投与する(成書参照).

③ 透析中の患者の場合
透析時に採血することが多いので,その時点でのランダム濃度をモニターし,上記のように濃度15 μg/mLを目安に,追加投与すべきかどうか判断する.

テイコプラニンも上記に準じて,ランダム濃度の目標を15 μg/mLにし,追加投与する.

## 4 副作用

① レッド・パーソン症候群

　バンコマイシンの副作用で有名なのは，投与速度が速すぎることによるレッド・パーソン症候群（Red person syndrome）である（p.80参照．以前は，「Red man syndrome」と呼ばれたが，男性のみならず発症することから「person」と言い方が変わってきた）．この反応は，非特異的ヒスタミン遊離による顔面，上部体幹部の紅潮である．通常は短時間で消退する．次回からの投与時間を1時間程度かければ起こることはない．アレルギー反応ではない．発症時の投与時間を確認すること．

② **腎機能障害は稀**

　バンコマイシン（またはテイコプラニン）自体による腎機能障害は稀である．バンコマイシンが1970年代に開発された当時は，精製度が低かったため，"ミシシッピーマッド（ミシシッピー川の泥）"と呼ばれたりしていたが，現在では精製度も飛躍的に向上しており，バンコマイシン単剤が原因で腎機能障害を起こすことは稀である．ただし，アミノグリコシド系抗菌薬，非ステロイド性炎症薬（NSAIDs），アンフォテリシンB，シクロホスファミドなど，ほかにも腎機能障害を起こす薬と併用している場合には腎機能障害は起こりやすくなるので，注意が必要．

　その他の副作用には下記がある．

③ **好中球，血小板などの減少**

④ **発熱，発疹など**

⑤ **IgA水泡性皮膚炎**（Vancomycin-induced linear IgA dermatosis）

⑥ **聴覚障害は稀**

## 重要事項 ● まず，これだけはおさえよう！

### 💊 オキサゾリジノン系抗菌薬の特徴を整理しよう！

| | |
|---|---|
| 作用メカニズム | タンパク質合成阻害薬 |
| 作用部位 | リボソーム 50S に対して作用 |
| 代表的な耐性メカニズム | VRE の 23S リボソーム RNA の突然変異など |
| 分 類 | なし |
| 注 意 | ・静菌性抗菌薬<br>・耐性グラム陽性球菌をカバーする |

概略図

細胞壁 / 細胞膜 / 細胞質
mRNA・30S・50S・リボソーム・アミノ酸

【タンパク質合成阻害薬】
・オキサゾリジノン系抗菌薬
・マクロライド系抗菌薬
・クリンダマイシン

### 💊 必ず覚えてほしい オキサゾリジノン系抗菌薬の適応微生物

**Point**
- ☐ 黄色ブドウ球菌や腸球菌には，静菌的
- ☐ 耐性グラム陽性球菌をカバーする

**臨床での使用上の注意点**
- ☐ 非常に高額な抗菌薬
- ☐ 経口薬の生物学的利用率（吸収率）は 100％
- ☐ 腎機能による調整が不要
- ☐ 2週間以上の使用で，血小板などの血球減少のリスクがあるので注意する

| 抗菌薬（特に記載のない場合は注射薬） | 覚えてほしい適応微生物 |
|---|---|
| リネゾリド | ・多剤耐性のグラム陽性菌<br>・主に，VRE および MRSA（血流感染，心内膜炎は除く） |

# 1 作用メカニズム

p.25 図1, p.84 概略図に示したように, タンパク質合成阻害薬のひとつで, リボソーム50Sに作用する.

# 2 分類と特徴

分類はなし. 代表例としてリネゾリド（ザイボックス®）をしっかり覚えてほしい.

表2　リネゾリドのより詳しい学術的な適応微生物と適応疾患

適応微生物

- 多剤耐性グラム陽性球菌
- バンコマイシン耐性腸球菌VRE※（バンコマイシン感受性の腸球菌はVSEという）
- MRSA※（バンコマイシンのMICが2μg/mL以上などのときで, バンコマイシン耐性の場合）
- メチシリン耐性コアグラーゼ陰性ブドウ球菌（表皮ブドウ球菌の場合, MRSEという）
- 肺炎球菌（市中肺炎の第一選択薬には推奨されない）　など

適応疾患

- VREなどを含む多剤耐性のグラム陽性菌による感染症が想定される場合
- MRSAを含む多剤耐性グラム陽性菌による重症な感染（皮膚軟部組織感染, 肺炎など, 血流感染を除く）が想定される場合
- 好中球減少時の発熱（neutropenic fever）で多剤耐性グラム陽性菌の感染症が想定される場合など

現在の保険適用は※の2種類

　MRSAの菌血症, 感染性心内膜炎に対して, リネゾリドは推奨されていない. 治療不良が多く報告されているので要注意. 欧米ではバンコマイシンやテイコプラニン以外では, ダプトマイシンが選択薬のひとつである.

# 3 使用上の注意

## 1）生物学的利用率（bioavailability）

　**生物学的利用率**とは, 投与された薬が血流にどのくらい吸収されたかという割合であり, 通常, 投与全量のパーセントとして表現される. より厳密には, 静脈注射として直接血流内に投与した場合と比べて, 何パーセン

トが血流に乗っているか（吸収されているか）を**絶対的生物学的利用率**（absolute bioavailability）という．

　わかりやすく言えば，Drug A という薬を静脈注射で投与した場合の血流に吸収される量を 100 とした場合に，経口，筋肉注射，直腸投与（座薬），経皮的投与した場合に，どのくらい吸収されるかを示したパーセントである．生物学的利用率が 100％ の経口薬ということは，消化管が正常に機能している場合，静脈注射で投与した場合とまったく同等の効果が期待できる，ということである（静脈注射の必要がない）．また，生物学的利用率が 50％ 以下の経口薬では，静脈注射での治療の半分の量しか吸収されず，治療部位に薬が届かないため，経口薬では効果があまり期待できない，ということになるのである．

表3　生物学的利用率がよい抗菌薬の例

| 抗菌薬 | 生物学的利用率 |
| --- | --- |
| ニューキノロン系 | 90〜95％ |
| メトロニダゾール | 100％ |
| リネゾリド | 100％ |
| クリンダマイシン | 90％ |
| アモキシシリン | 80％ |
| アモキシシリン・クラブラン酸 | 90％ |
| ST合剤 | 85％ |
| フルコナゾールなどのアゾール系真菌薬 | 90％程度 |
| ボリコナゾール | 90％ |

　一般に，経口薬のセフェム系抗菌薬の生物学的利用率は低い．経口薬で，消化管からまったく吸収されない抗菌薬は，バンコマイシン（*Clostridium difficile* の治療薬，消化管で吸収されないため治療できる）である．

　リネゾリドは，生物学的利用率が 100％ である．つまり，経口薬が服用できる場合は，経口薬は静脈注射とほぼ等しい効果が期待できる抗菌薬である．また腎臓機能による用量調整が不要であるため，非常に便利である．保険適用は，2 週間の投与期間のみ承認されている．

### 2）薬剤の相互作用

リネゾリドは，可逆性非選択性のMAO抑制薬（Monoamine oxidase inhibitor, モノアミンオキシダーゼ抑制薬）である．モノアミンのひとつであるセロトニンは，**MAOで分解される**．

このため，下記の薬剤または食物は，リネゾリドとの併用を避ける．

① セロトニン作用薬

例：抗うつ薬のSSRI（選択的セロトニン阻害薬），三環系抗うつ薬など
　　リネゾリドと併用することにより，セロトニン作用が過剰になり，セロトニン症候群（高血圧，苛立ち，意識障害，振戦など）を起こすため，併用してはならない（禁忌である）．

② チラミンを多く含む食物

例：チーズ（特によく熟成したチーズはチラミンが多い），ワイン，ビール，大量のコーヒー，カジキ，ニシン，タラコ，スジコ，ソラマメ，鶏レバー，イチジクなど
　　リネゾリド服用時に，チラミンを多く含む食物と同時摂取すると突然の重篤な血圧上昇（hypertension crisis）が起こることがあるため，摂取制限する．

③ アルコール

特にワイン，ビール．アルコールは，**中枢神経抑制作用があることとチラミンを含有することから，重篤な血圧上昇のリスクがあり，リネゾリド服用中は摂取を避ける**．

## 4 副作用

頭痛（>10%），下痢（3〜10％程度）など．骨髄抑制（貧血，白血球減少，血小板減少など）は，2週間以上の使用で増加．特に，白血球減少は1〜7%，血小板減少は3%以下と報告されている．

#### ◆参考文献（副作用）

1）Linezolid Drug information, UpToDate® 2009 Version 17.1.
　http://www.uptodate.com/online/content/topic.do?topicKey=drug_l_z/8328&selectedTitle=1~150&source=search_result（アクセスにはUp To Date® ONLINEに加入が必要）

## Lecture2-4 グラム陽性球菌カバー薬
# 演習問題｜問題編

### ✅ 第 1 問

46歳女性．MVP（僧帽弁逸脱症候群）があり，昨日から発熱した．入院精査したところ，血液培養からグラム陽性球菌が検出された．同定・感受性検査の結果が判明するまでどのような抗菌薬を処方するのが望ましいか．

### ✅ 第 2 問

78歳男性．糖尿病の既往歴あり．心不全，糖尿病のコントロールが悪く，入院して治療中であった．右頸部に中心静脈カテーテルが挿入されていた．本日挿入後7日目．本日の午後から39℃の発熱が起こった．右頸部の中心静脈カテーテル感染を想定する場合，どのようなマネージメントが望ましいか．

### ✅ 第 3 問

34歳男性．本日，突然の発熱，意識障害で救急車で来院した．頸部硬直があり．髄膜炎を想定し，抗菌薬を開始することになった．どのような処方が考えられるか．

### ✅ 第 4 問

78歳男性．糖尿病の既往あり．寝たきり．3日前に誤嚥性肺炎で入院していた．本日，尿培養からバンコマイシン耐性腸球菌が検出された．尿路感染として治療する場合，どのような抗菌薬が使用できるか．

*memo*

# Lecture2-4
## 演習問題　解答編

### 第1問

> 46歳女性．MVP（僧帽弁逸脱症候群）があり，昨日から発熱した．入院精査したところ，血液培養からグラム陽性球菌が検出された．同定・感受性検査の結果が判明するまでどのような抗菌薬を処方するのが望ましいか．

#### 解答・解説

グラム陽性球菌の血流感染で，この場合，感染性心内膜炎の可能性が高い．

【処方例】
患者の状態にもよるが，同定・感受性結果が判明するまで，
バンコマイシン　1回1gを12時間ごと（1日2g）
で開始するのが妥当である．

状態により，メチシリン感受性黄色ブドウ球菌（MSSA）を想定する場合には，同定・感受性結果の判明まで，
セファゾリン　1回2gを8時間ごと（1日6g，保険用量は1日5gまで）
と上記のバンコマイシンを併用してもよい．

発症が亜急性の場合，緑色連鎖球菌 viridans *Streptococcus* を想定して，ペニシリンG 300〜400万単位を4時間ごと（1日1,800〜2,400万単位），または，セフトリアキソン　1回1gを12時間ごと（1日2g）＋ゲンタマイシン　1回1 mg/kgを8時間ごと（保険用量は1日120 mgまで）も考えられる．

◆参考文献

1）American Heart Association 感染性心内膜炎の診断，治療のガイドライン．Circulation 111 : e394-e433, 2005
http://circ.ahajournals.org/cgi/reprint/111/23/e394（無料ダウンロード可能）
2）感染性心内膜炎の予防と治療に関するガイドライン 2008年改訂版（日本循環器学会・日本胸部外科学会・日本小児循環器学会・日本心臓病学会合同研究班）
http://www.j-circ.or.jp/guideline/pdf/JCS2008_miyatake_h.pdf

## 第2問

> 78歳男性．糖尿病の既往歴あり．心不全，糖尿病のコントロールが悪く，入院して治療中であった．右頸部に中心静脈カテーテルが挿入されていた．本日挿入後7日目．本日の午後から39℃の発熱が起こった．右頸部の中心静脈カテーテル感染を想定する場合，どのようなマネージメントが望ましいか．

### 解答・解説

右頸部の中心静脈カテーテル感染を想定しているので，血液培養1セットを右頸部の中心静脈カテーテルから，もう1セットを末梢から採取する．その後，右頸部のカテーテルを抜去するか，または抜去し別の場所に再挿入する．カテーテル感染を想定している場合に限り，抜去したカテーテルは培養に提出する（無症状の患者のカテーテル先を培養に提出する必要はない）．

そのほか，発熱基本検査セット（fever work-up）で，尿検査，尿培養，胸部X線を提出する．中心静脈カテーテル感染の初期治療では，培養結果が判明するまで，メチシリン耐性コアグラーゼ陰性ブドウ球菌（MRSE），MRSA，"SPACE"などのグラム陰性菌などを想定し，抗菌薬を処方する．

【処方例】
体重50kg以上，腎機能正常の場合，
バンコマイシン 1回1gを12時間ごと（1日2g）
で開始するのが妥当である．また，抗緑膿菌作用薬をグラム陰性菌カバーのため併用することが多い．

◆参考文献

1）IDSAのカテーテル関連血流感染のガイドライン．Clin Infect Dis 49：1-45, 2009
http://www.idsociety.org/WorkArea/showcontent.aspx?id=14602（無料ダウンロード可能）

## 第3問

> 34歳男性．本日，突然の発熱，意識障害で救急車で来院した．頸部硬直があり，髄膜炎を想定し，抗菌薬を開始することになった．どのような処方が考えられるか．

### 解答・解説

Lecture2-2 演習問題 第4問（p.62）も参照．ほぼ同じ対応になる．

急性発症の市中髄膜炎であり，ターゲットにすべき微生物は，肺炎球菌，髄膜炎菌，そして単純ヘルペスなどである．結核菌も考慮すべき場合もある．また，50歳以上の患者や細胞性免疫が低下している患者では，リステリア（グラム陽性桿菌）の考慮もケースに応じて行う．

マネージメントとして，一刻も早く抗菌薬を開始すべきであるため，**まず，A**，

B, C（airway, breathing, circulation）の**基本を確保**し，昇圧薬開始，挿管なども行い，
　① 血液培養を2セット採取する（同時に発熱基本検査セットを行う）
　② デキサメサゾン（ステロイド）（0.15 mg/kgを6時間ごと，2〜4日間など）を開始する
　③ 抗菌薬を開始する
　④ 頭部CTを撮る
　⑤ 腰椎穿刺を行う
の順番が理想である．①〜⑤を迅速に行うことが重要である．実際には，
　① 血液培養2セットをとる（同時に発熱基本検査セットを行う）
　② 頭部CTを撮る
　③ 腰椎穿刺を行う
　④ 結果をみて，デキサメサゾンと抗菌薬を開始する
の順になることが現実的であろう．

【処方例】
　抗菌薬では髄液移行性を考慮し，大量投与が必要である
注：βラクタム系は血清中の15％程度しか髄液に移行しない．

・セフトリアキソン　1回2gを12時間ごと（1日4g）
・バンコマイシン　1回1gを12時間ごと，
　または，1回500 mgを6時間ごと（1日2g）
・アシクロビル　1回10 mg/kgを8時間ごと（1日30 mg/kg）

などが考えられる．

　国内ではセフトリアキソンの代わりに，カルバペネム系抗菌薬もよく使用されるが，痙攣の副作用があることに留意する．また，市中の細菌性髄膜炎では，緑膿菌のカバーは不要なので，一般的な細菌性髄液膜炎の原因微生物をカバーする場合には，カルバペネム系抗菌薬の使用は不要である．下記の細菌性髄膜炎のガイドラインの文献では，ペニシリン耐性肺炎球菌に対する代替薬としてメロペネムが掲載されている．

◆**参考文献**
　1）IDSAの細菌性髄膜炎のガイドライン．Clin Infect Dis 39：1267-84, 2004
　　　http://www.journals.uchicago.edu/doi/pdf/10.1086/425368（無料ダウンロード可能）

## 第4問

78歳男性．糖尿病の既往あり．寝たきり．3日前に誤嚥性肺炎で入院していた．本日，尿培養からバンコマイシン耐性腸球菌が検出された．尿路感染として治療する場合，どのような抗菌薬が使用できるか．

### 解答・解説

バンコマイシン耐性腸球菌（VRE）の第一選択薬は，リネゾリドである．リネゾリドは生物学的利用率が100%であり，消化管が正常に働いている場合，静脈注射でも経口薬でもほぼ同等の効果が期待できる．入院患者では，まず静脈注射で開始し，その後，経口薬に変更する方法が一般的である．男性の尿路カテーテルによる尿路感染であるため，前立腺炎，または前立腺膿瘍などの合併症がないかを念頭においておく．

マネージメントでは，基本的に尿路カテーテルの抜去または交換をする．

【処方例】

抗菌薬では，リネゾリド（静脈注射）1回600 mgを12時間ごとに投与する．尿路カテーテルに関連した尿路感染では，7～10日間程度の治療で終了する．

そのほか，血流感染が合併している場合は，14日間投与が望ましい．前立腺炎が合併している場合，一般に，前立腺は抗菌薬の透過性が悪く，21日間の治療が標準的である．膿瘍がある場合，4～6週間程度が必要であり，画像評価をしながら膿瘍が消失するまで抗菌薬は継続する．

リネゾリドに関しては，非常に高額な抗菌薬であること（1回投与分が13,000円程度），2週間以上投与すると血球減少のリスクが高くなることが知られている．保険適用は，通常2週間まで．

◆参考文献

1）IDSAの尿路カテーテル関連感染のガイドライン．Clin Infect Dis 50: 625-663, 2010
http://www.journals.uchicago.edu/doi/pdf/10.1086/650482（無料ダウンロード可能）

Lecture 2 これが必須の知識 〜各抗菌薬の特徴と使い方〜

# 5. アミノグリコシド系抗菌薬

**重要事項** まず，これだけはおさえよう！

### アミノグリコシド系抗菌薬の特徴を整理しよう！

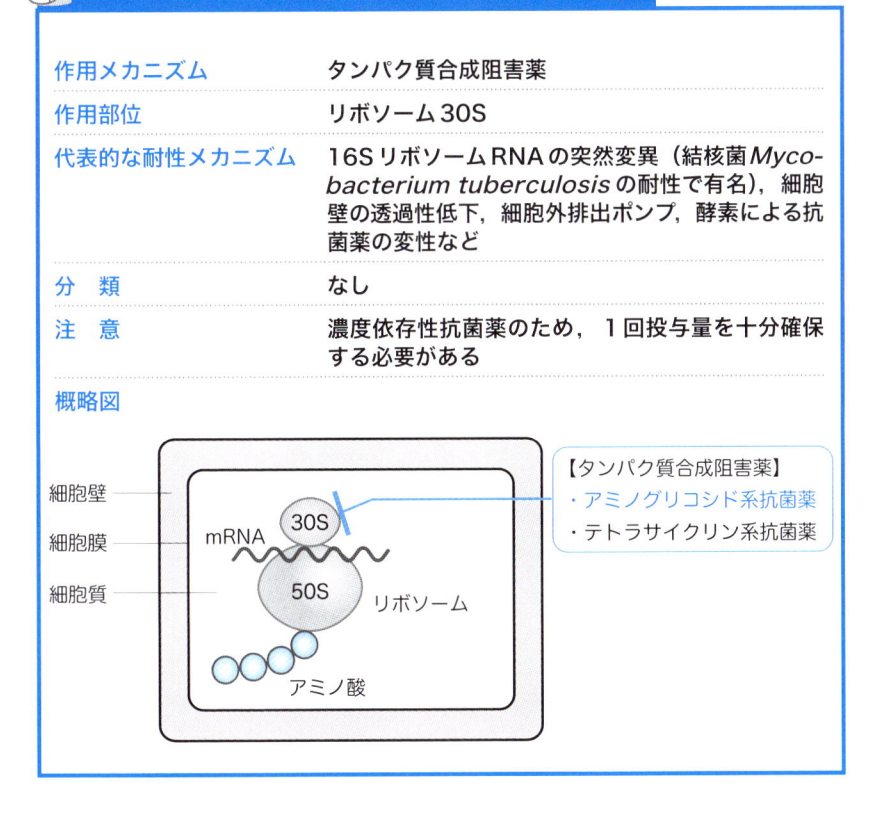

| 作用メカニズム | タンパク質合成阻害薬 |
|---|---|
| 作用部位 | リボソーム30S |
| 代表的な耐性メカニズム | 16SリボソームRNAの突然変異（結核菌 *Mycobacterium tuberculosis* の耐性で有名），細胞壁の透過性低下，細胞外排出ポンプ，酵素による抗菌薬の変性など |
| 分類 | なし |
| 注意 | 濃度依存性抗菌薬のため，1回投与量を十分確保する必要がある |

概略図

細胞壁
細胞膜
細胞質

mRNA
30S
50S リボソーム
アミノ酸

【タンパク質合成阻害薬】
・アミノグリコシド系抗菌薬
・テトラサイクリン系抗菌薬

## 必ず覚えてほしい アミノグリコシド系抗菌薬と適応微生物

**Point**
- ☐ 殺菌性抗菌薬
- ☐ 濃度依存性抗菌薬
- ☐ 1回投与量を十分確保し,最高血中濃度を十分上げる必要がある
- ☐ 次回投与前に,最低血中濃度(トラフ値)が安全域であることが必要である

**臨床での使用上の注意点**
- ☐ グラム陰性菌のカバーが中心.緑膿菌のカバーあり
- ☐ グラム陽性菌への使用は,感染性心内膜炎の治療の際の併用療法
- ☐ 嫌気性菌 *Bacteroides fragilis* のカバーなし
- ☐ 血中濃度(ピーク値とトラフ値)を測定し,用量調整が必要
- ☐ 髄液移行性なし
- ☐ 重篤な副作用に腎機能障害と不可逆性聴神経障害がある

| 抗菌薬(特に記載がない場合は注射薬) | 適応微生物 |
|---|---|
| ゲンタマイシン,トブラマイシン,アミカシン | ・主にグラム陰性桿菌のカバー<br>・腸内細菌(*E. coli*, *Klebsiella*, *Proteus* など)<br>・"SPACE" の菌(p.15参照)<br>・*Pseudomonas aeruginosa* のカバーあり |
| | **グラム陽性菌に対する使用方法** |
| | ・感染性心内膜炎の治療において,βラクタム系,または,バンコマイシンと併用する<br>・アミノグリコシド系単剤(アルベカシンなど)で,グラム陽性球菌の菌血症の治療はしてはいけない |
| | **カバーできない微生物の代表** |
| | ・嫌気性菌,レジオネラ,クラミジア,マイコプラズマなど<br>・嫌気性菌 *Bacteroides fragilis* カバーなし |
| | **そのほかの特徴** |
| | 髄液移行性なし.髄膜炎の治療薬としては使用できない |

## 1 作用メカニズム

p.25 図1,p.93 概略図参照.アミノグリコシド系抗菌薬はタンパク質合成阻害薬で,作用部位はリボソームの30Sである.タンパク質合成の初期で阻害するため,殺菌性抗菌薬である.

## 2 分類と特徴

表1にアミノグリコシド系抗菌薬の分類を示す．

**表1　アミノグリコシド系抗菌薬の分類**

静脈注射薬

・ゲンタマイシン
・トブラマイシン
・アミカシン

筋肉注射薬

・ストレプトマイシン（抗結核薬の第一選択薬5剤※のうちのひとつ）

※イソニアジド，リファンピシン，エタンブトール，ピラジナミド，ストレプトマイシン

### 1）静脈注射薬

アミノグリコシド系抗菌薬は，どれも**基本的にグラム陰性桿菌の治療薬**である．そしてそのグラム陰性桿菌には，緑膿菌 *Pseudomonas aeruginosa* も含まれる．"SPACE" の菌（p.15参照）もカバーできる．

グラム陽性球菌に対しては，βラクタム系抗菌薬との併用療法が基本である．アミノグリコシド系抗菌薬単剤で，メチシリン耐性黄色ブドウ球菌（MRSA）を治療してはいけない（詳細後述）．嫌気性菌は *Bacteroides fragilis* を含め，すべてカバーできない．また，緑膿菌に関しては，相乗効果と耐性菌防止の目的から併用療法がある（p.32参照）．

#### ①緑膿菌への併用療法

**【抗緑膿菌βラクタム系抗菌薬＋アミノグリコシド系抗菌薬】**

グラム陰性桿菌に対するアミノグリコシド系抗菌薬の併用では，ゲンタマイシン，トブラマイシン，アミカシンのどれを併用してもよい．ただし，近年は，単剤でも2剤併用でも，死亡率に変化がなかったとの臨床試験の結果などから，緑膿菌も含むグラム陰性桿菌の菌血症および敗血症などに際して，併用は積極的には推奨されていない．

#### ②グラム陽性菌への併用療法

一方，アミノグリコシド系抗菌薬の**グラム陽性菌に対する使用法**は，主に**感染性心内膜炎**，または**血流感染**における併用療法である．グラム陽性球菌（例：黄色ブドウ球菌，コアグラーゼ陰性ブドウ球菌，溶血連鎖球菌，腸球菌など）による感染性心内膜炎，または，血流感染のときには，βラ

クタム系抗菌薬＋ゲンタマイシンを使用する．ゲンタマイシンを使用することに注意する．

> **グラム陽性球菌に対する使用上の注意**
> 1. 併用のβラクタム系抗菌薬として，ペニシリンG，アンピシリン，ナフシリンなどがある．MRSAなどが想定される場合にはバンコマイシンも併用薬として使用する．
> 2. グラム陽性球菌に対する併用療法では，アミノグリコシド系抗菌薬はゲンタマイシンが基本である．その理由は，これまでの併用療法に関する臨床試験で使用されたのがゲンタマイシンであったこと，また，腸球菌のうち，*Enterococcus faecium* は，トブラマイシン，アミカシンに内因性に耐性であり，通常，使用できないことなどである．

国内では，アルベカシン（ハベカシン®）の保険適用微生物にMRSAがある．しかしながら，内科および感染症診療の標準的な教科書（下記の参考文献参照）には，MRSAの治療薬としては，グリコペプチド系（バンコマイシン，テイコプラニン），オキサゾリジノン系（リネゾリド）などが標準薬として記載されている．**アミノグリコシド系単剤は，MRSAの血流感染などの重症感染症の標準薬ではないため，使用しないこと．**

◆参考文献
1）「Principles and Practice of Infectious Diseases 7th Edition」（Mandell GL, ほか／著），Churchill Livingstone, 2010
2）「Harrison's Principles of Internal Medicine」（Eugane Braunwald, ほか／編），McGwaw-Hill professional, 2004

**【腸球菌の高度耐性（high-level resistance）について】**
この知識は，初期研修医のレベルを超えているが，重要なので解説しておく．感染性心内膜炎の治療で，治療に苦労する微生物のひとつが腸球菌である．なぜ，腸球菌の治療が困難かというと，腸球菌は，もともとβラクタム系の多くに耐性なのである．特にセフェム系では治療できないほどである．ペニシリン系でなんとか治療可能，カルバペネム系でも治療できない．

ペニシリン系で"なんとか治療可能"と書いたのは，腸球菌の特徴として，ペニシリン系単剤では，最小発育阻止濃度（MIC）と最小殺菌濃度（MBC）の差が大きいため，死滅せずに残る菌が出てくる可能性があるの

である．これを，**耐性（tolerance）** という．臨床的には，感染性心内膜炎の再燃，再発として出現する．このような特徴のある腸球菌を効果的に治療するために，**βラクタム系抗菌薬＋ゲンタマイシン（またはストレプトマイシン）** の併用が推奨されている（p.95参照）．

ここで重要なことは，**腸球菌は，アミノグリコシド系抗菌薬に対して，もともと耐性であることである**．感受性カットオフ値の世界基準ともいえるCLSI（The Clinical and Laboratory Standards Institute）では，特定の微生物の，特定の抗菌薬に対する基準となるMICを定めている（これを"ブレイクポイント"という）．つまり，米国FDA（Food and Drug Administration）が承認する抗菌薬を，**その承認投与方法で使用した場合に，感受性あり（S），中等度耐性（I），耐性（R）の基準となる最小発育阻止濃度（MIC）を定めている**．

ゲンタマイシンの腸球菌に対するブレイクポイントは4 $\mu$g/mLであり，腸球菌は，ゲンタマイシンに対していつも耐性である．しかしながら，ゲンタマイシンを相乗効果目的に使用する場合には，MICがもっと高くても使用できるとの考えから，「高度耐性」という概念が生まれた．つまり，通常のブレイクポイントは4 $\mu$g/mLだが，「高度耐性」の場合のブレイクポイントは，それよりかなり高い値に設定されている．腸球菌に対するゲンタマイシンの高度耐性のブレイクポイントは，500～2,000$\mu$g/mLで，この間のMIC以上であれば，高度耐性があるため，ゲンタマイシンを相乗効果目的に使用できない．つまり，**ゲンタマイシンでは，MICが500 $\mu$g/mL以下であれば，相乗効果目的に併用できる**．

また，ストレプトマイシンは筋肉注射薬であり，臨床現場で使用される機会は非常に少ない．腸球菌の高度耐性に関して，ストレプトマイシンのブレイクポイントは，2,000$\mu$g/mLである．これ以下のMICの場合，相乗効果を目的にβラクタム系と併用できる．

## 2）ストレプトマイシン（筋肉注射薬）

ストレプトマイシンの使用は，現在，非常に限定されており，使用機会は以下の2つ程度である．
① 抗結核薬のうちの第一選択薬（first-line therapy）のひとつ
② 腸球菌の高度耐性がない場合，βラクタム系抗菌薬と併用する

実際に使用する機会はほとんどないかもしれないが，結核薬のなかの代表的な薬のひとつなのでご紹介した．

ほかにアミノグリコシド系が第一選択薬になる微生物には，流行地域旅行者や，バイオテロの際などにみられる，ペスト菌 Yersinia pestis，Francisella tularensis〔野兎病（tularemia）の原因微生物〕などがある．

## 3 使用上の注意

### 1）濃度依存性抗菌薬

アミノグリコシド系抗菌薬は，濃度依存性抗菌薬である（p31 参照）．したがって，1回投与量を十分確保し，濃度を十分上げなければ，効果は望めない．

### 2）血中濃度のモニターが必要

バンコマイシンなどと同様に，**血中濃度を測定し，投与量を厳密に調整する必要**がある．アミノグリコシド系抗菌薬では，**治療域と中毒域が近く，副作用に腎機能障害，不可逆性聴神経障害**などがあり，重篤なため，濃度のモニターは厳格に行う必要がある．

測定する濃度は，**最高血中濃度（ピーク値）と最低血中濃度（トラフ値）**の2つである．ピーク値は，投与後30分〜1時間以内に，トラフ値は，投与前30分〜1時間以内に測定する．ピーク値もトラフ値も，投与開始後，**およそ3〜4 dose目を目標に，その前後で測定する**．なぜ，投与開始直後にはピーク値もトラフ値も測定しないかというと，体内で薬物動態が安定し，より正確な値が出るのが，投与開始後，3〜4 dose目ぐらいからだからである．8時間おきに投与している場合は，投与開始後当日，または2日目に，だいたい3〜4 dose目になるので，開始後おおよそ2日目にピーク値とトラフ値の測定を予定するとよい．

**アミノグリコシド系抗菌薬は，腎機能により厳格な用量調整が必要であることに留意する**．表2に腎機能障害がある場合の用量，透析患者の投与法をしたので，成書と合わせて参照していただきたい〔巻末付録2も参照（p192〜197）〕．

アミノグリコシド系抗菌薬を14日間以上使用する場合には，週に1回，**聴力検査**をすることが必要である．特に，抗結核薬のストレプトマイシンはユニークで，腎機能障害のリスクが低い場合に聴神経障害をより起こしやすいという特徴があるため要注意である．

表2　アミノグリコシド系抗菌薬の腎機能による調節

| | 正常腎機能の場合の用量（1日複数回投与の場合） | 推定のクレアチニンクリアランス CCr (mL/min) に基づく用量 | | | 人工透析 |
| --- | --- | --- | --- | --- | --- |
| | | ＞50〜90 | 10〜50 | ＜10 | |
| ゲンタマイシン トブラマイシン | 1回1〜1.7 mg/kg 8時間ごと | 1回1〜1.7 mg/kg 8時間ごと | 1回1〜1.7 mg/kg 12〜24時間ごと | 1回1〜1.7 mg/kg 48時間ごと | CCr＜10と同量投与．透析後に，半量を追加投与 |
| アミカシン | 1回7.5 mg/kg 12時間ごと | 1回7.5 mg/kg 12時間ごと | 1回7.5 mg/kg 24時間ごと | 1回7.5 mg/kg 48時間ごと | CCr＜10と同量投与．透析後に，半量を追加投与 |

p.101の参考文献1）p.282より引用

### 3）併用薬の注意

投与開始する前に，使用・服用している薬剤をチェックし，もし腎機能障害を起こす併用薬があれば，注意する．腎機能障害を起こす代表薬剤は，アンフォテリシンB，非ステロイド性抗炎症薬，シクロスポリンなどである．

### 4）投与法

アミノグリコシド系抗菌薬の投与法は，以下の2通りある．
① 1日複数回投与法（multiple daily dose：MDD）
② 1日1回投与法（once-daily dose：OD, extended-interval dose）

これまで，腎機能が正常な場合，1日複数回の投与が通常であった．近年，腎機能障害やコストが少ない投与法の研究と薬物動態の特徴から，1回大量投与し，投与間隔を大幅に拡大した投与法（once-daily dose, extended-interval dose）が使用されはじめた．

p.30の図2を参照していただきたい．1日1回投与法では，アミノグリコシド系抗菌薬の特徴で，最小発育阻止濃度（MIC，青色の点線）よりも，作用部位において抗菌薬の濃度が低くなった後も，抗菌作用が持続する現象を利用している．この現象を，**持続抗菌作用**（post-antibiotic effect：**PAE**）という．このため，1回大量投与し，その後，濃度がMIC以下に下がっても，持続抗菌効果があることから投与回数を減らすことができる，と考えられている．実際に，1日1回投与法は，投与回数が少ないため便利であるし，腎機能のモニターと投与間隔の決定を，薬剤師などと協力し

て行えば安全に投与可能な方法である．
　一般に，1日複数回投与をすることが推奨されているのは，**感染性心内膜炎，好中球減少時の発熱，重症の敗血症**の場合などである．1日1回投与は，状態が比較的安定している患者や相乗効果目的で併用している患者などで使用するのに便利である．

### ① 1日複数回投与法（multiple daily dose：MDD）

【標準的なゲンタマイシン，トブラマイシンの投与量】
- 1回1〜1.7 mg/kgを8時間ごと（成人，腎機能正常な場合）
- 目標ピーク値：4〜10 µg/mL，目標トラフ値：＜2 µg/mL
- 処方例：体重60 kgの患者で腎機能正常な場合，
  1 mg/kgを処方する場合，1回60 mgを8時間ごと（1日180 mg）
- ゲンタマイシンの保険適用量は，成人では体重に無関係に1日120 mgまで
- トブラマイシンの保険適用量は，成人では体重に無関係に1日180 mgまで

【標準的なアミカシンの投与量】
- 1回7.5 mg/kgを12時間ごと（成人，腎機能正常な場合）
- 目標ピーク値：20〜35 µg/mL，目標トラフ値：＜10 µg/mL
- 処方例：体重60 kgの患者で腎機能正常な場合，
  1回7.5 mg/kgを処方する場合，1回450 mgを12時間ごと
  （1日900 mg）
- アミカシンの保険適用量は，成人では体重に無関係に1日400 mgまで

　現時点では，諸外国と国内での投与量に大きな差が存在している．国内で薬物動態に基づいた投与法を実行するためには，保険適用量が少ないため困難である．**アミノグリコシド系を「少量投与」してもピーク値が治療域に達成していなければ，効果は望めず，逆に，副作用が出現するリスクが出てくる**．したがって，使用するにあたっては，治療域のピーク値，十分低いトラフ値を達成することが不可欠である．

### ② 1日1回投与法（once-daily dose：OD，extended-interval dose）

【標準的なゲンタマイシン，トブラマイシンの投与量】
　1回5 mg/kg（成人），その後，nomogramという時間と濃度の関係図をみて，次の投与を決める（成書参照．または院内の薬剤師に相談する）．

【標準的なアミカシンの投与量】

1回15 mg/kg（成人），その後，nomogramという時間と濃度の関係図をみて，次の投与を決める（成書参照，または院内の薬剤師に相談する）．

> **注意**
> 投与方法の名称は，「1日1回投与（once-daily dose）」となっているが，腎機能により，投与間隔はかならずしも24時間とは限らず，36，48時間おきなどになる場合があることに注意．

### 5）髄液移行性

アミノグリコシド系抗菌薬は，**髄液移行性がないため，髄膜炎の治療薬としては使用できない**．例外で，リステリアによる髄膜炎の場合，アミノグリコシド系抗菌薬をβラクタム系抗菌薬と併用する場合がある．

また髄腔投与により，グラム陰性桿菌による髄膜炎の治療をすることがあるが，その有効性は確立されていない．

## 4 副作用

最重要な副作用は，**腎機能障害（場合によって不可逆性となりうる）と不可逆性の聴神経障害**である．そのため，使用開始前には，腎機能，電解質（Na，Kなど）を確認し，使用開始後も注意深くモニターしていく．ピーク値とトラフ値を測定し，常に安全域に血中濃度があることを確認する．聴神経障害については，前述のように14日間以上アミノグリコシド系抗菌薬を使用する場合には，週1回，**聴力検査**をする．

◆参考文献
1)「THE SANFORD GUIDE TO ANTIMICROBIAL THERAPY 39th edition」（Gilbert DN, ほか/編）, p. 96, Antimicrobial Therapy Inc., 2009
   翻訳版：「サンフォード感染症治療ガイド2009 39版」, p.166, ライフサイエンス出版, 2009
2)「Mayo Clinic Antimicrobial Therapy」（Wilson JW, Esters LL/編）, p.79-87, Mayo Clinic Scientific Press, 2008
3)「The Washington manual of medical therapeutics 31st edition」（Green GB, ほか/編）, p.276-278, Lippincott Williams & Wilkins, 2004

# Lecture2-5 ● アミノグリコシド系抗菌薬
## 演習問題 | 問題編

### ☑ 第1問

24歳男性．VSD（心室中隔欠損症）で内科的に経過観察している既往あり．本日，40℃の発熱で来院．感染性心内膜炎の鑑別のため，血液培養3セットを採取した．抗菌薬を開始する場合，どのような処方が考えられるか．

### ☑ 第2問

67歳女性．お風呂で熱傷を負った．2度の熱傷で，両側下腿に30％程度の熱傷がある．入院後10日目で，創部から膿が出てきたため，培養を提出したところ，多剤耐性の *Acinetobacter baumanni* が検出された．感受性検査の結果，アミノグリコシド系にのみ感受性が残っている株であった．アミノグリコシド系のどれでもよいので，処方するとすればどのような処方があるか．体重50 kgで，腎機能正常とする．

*memo*

## Lecture2-5
# 演習問題　解答編

## 第1問

> 24歳男性．VSD（心室中隔欠損症）で内科的に経過観察している既往あり．本日，40℃の発熱で来院．感染性心内膜炎の鑑別のため，血液培養3セットを採取した．抗菌薬を開始する場合，どのような処方が考えられるか．

### 解答・解説

Lecture2-4 演習問題 第1問（p.89）も参照．ほぼ同じマネージメントである．体重50 kg以上，腎機能正常とする．この患者の場合，感染性心内膜炎の可能性が高く，主にグラム陽性球菌の血流感染を考える．

【処方例】
患者の状態にもよるが，血液培養の培養結果および同定・感受性結果が判明するまで，
バンコマイシン 1回1 gを12時間ごと（1日2 g）
で開始するのが妥当である．

状態により，メチシリン感受性黄色ブドウ球菌（MSSA）を想定する場合には，同定・感受性結果の判明まで，
セファゾリン 1回2 gを8時間ごと（1日6 g）
に上記のバンコマイシン，ゲンタマイシンの2〜3剤を併用してもよい．

発症が亜急性の場合，緑色連鎖球菌viridans *Streptococcus*を想定して，ペニシリンG 300〜400万単位を4時間ごと（1日1,800〜2,400万単位），または，セフトリアキソン 1回1 gを12時間ごと（1日2 g）＋ゲンタマイシン※1回1 mg/kgを8時間ごと（保険用量は1日120 mgまで）も考えられる．

※ 感染性心内膜炎の際に使用するアミノグリコシド系抗菌薬は，過去の臨床試験，腸球菌の耐性の問題などから，ゲンタマイシンである．

### ◆参考文献

1) American Heart Association 感染性心内膜炎の診断，治療のガイドライン．Circulation.111 : e394-e433, 2005
http://circ.ahajournals.org/cgi/reprint/111/23/e394　（無料ダウンロード可能）
2) 感染性心内膜炎の予防と治療に関するガイドライン2008年改訂版（日本循環器学会・日本胸部外科学会・日本小児循環器学会・日本心臓病学会合同研究班）
http://www.j-circ.or.jp/guideline/pdf/JCS2008_miyatake_h.pdf

## 第2問

> 67歳女性．お風呂で熱傷を負った．2度の熱傷で，両側下腿に30%程度の熱傷がある．入院後10日目で，創部から膿が出てきたため，培養を提出したところ，多剤耐性の *Acinetobacter baumanni* が検出された．感受性検査の結果，アミノグリコシド系にのみ感受性が残っている株であった．アミノグリコシド系のどれでもよいので，処方するとすればどのような処方があるか．体重50 kgで，腎機能正常とする．

### 解答・解説

アミノグリコシド系抗菌薬の投与法には，1日複数回投与法，1日1回投与法がある．

【処方例】
① 1日複数回投与法の場合

ゲンタマイシン，またはトブラマイシン 1回1〜1.5 mg/kgを8時間ごと
(体重50 kgの場合，1回50〜75 mgを8時間ごと，
1日150〜225 mg．保険用量はゲンタマイシンは1日120 mgまでとする．
トブラマイシンは1日180 mgまで)．
目標ピーク値：4〜10 μg/mL，トラフ値：＜2 μg/mL．

または，アミカシン 1回7.5 mg/kgを12時間ごと
(体重50 kgの場合，1回375 mgを12時間ごと，1日750 mg．
保険用量は1日400 mgまで)．
目標ピーク値：20〜35 μg/mL，目標トラフ値：＜10 μg/mL．

② 1日1回投与法の場合

標準的なゲンタマイシン，トブラマイシンの投与量(成人)は1回5 mg/kg．
その後，nomogramという時間と濃度の関係図をみて，次回の投与を決める
(成書参照．または院内の薬剤師に相談する)．

標準的なアミカシンの投与量(成人)は1回15 mg/kg．
その後，nomogramという時間と濃度の関係図をみて，次回の投与を決める
(成書参照．または院内の薬剤師に相談する)．

**Lecture 2** これが必須の知識 ～各抗菌薬の特徴と使い方～

# 6. ニューキノロン系抗菌薬

## 重要事項 まず，これだけはおさえよう！

### ニューキノロン系抗菌薬の特徴を整理しよう！

| | |
|---|---|
| 作用メカニズム | DNA合成酵素阻害薬 |
| 作用部位 | DNA合成酵素のDNAジャイレース，トポイソメラーゼⅣ |
| 代表的な耐性メカニズム | 耐性遺伝子によるDNAジャイレース，トポイソメラーゼⅣの変異 |
| 分類 | 公式なものは存在しない．本書では第1～3世代と分類した．臨床現場では，肺炎球菌をカバーできるかどうか（レスピラトリーキノロンかどうか）で分類 |
| 注意 | 濃度依存性抗菌薬のため，1回投与量を十分確保する |
| 概略図 | |

細胞壁
細胞膜
細胞質
DNA
DNA合成過程
DNAジャイレース，トポイソメラーゼⅣ
【DNA合成酵素阻害薬】
・ニューキノロン系抗菌薬

## 必ず覚えてほしい ニューキノロン系抗菌薬と適応微生物

**Point**
- ☐ 殺菌性抗菌薬
- ☐ 濃度依存性抗菌薬
- ☐ 1回投与量を十分確保し，最高血中濃度を十分上げる必要がある
- ☐ 第1世代：シプロフロキサシン（静脈注射，経口薬）
- ☐ 第2世代：レボフロキサシン（静脈注射，経口薬）
- ☐ 第3世代：モキシフロキサシン（経口薬），ガレノキサシン※（国内使用のみ，経口薬）

※ガレノキサシンは，米国，ヨーロッパでは製薬会社が申請を取り下げ

**臨床での使用上の注意点**
- ☐ 緑膿菌をカバーできる
- ☐ 第2，第3世代は，肺炎球菌をカバーできるレスピラトリーキノロン
- ☐ 嫌気性菌 *Bacteroides fragilis* のカバーがあるのは，モキシフロキサシン
- ☐ 経口薬の生物学的利用率は95％程度
- ☐ ニューキノロン系全体に交差耐性が生じることに注意する

| 分類<br>(非公式) | 抗菌薬 | 適応微生物 |
|---|---|---|
| 第1世代 | 【静脈注射，経口薬】<br>シプロフロキサシン | ・**グラム陰性菌が中心**．腸内細菌（*E. coli, Klebsiella, Proteus*）および緑膿菌のカバーあり．ナイセリア（淋菌など），モラキセラ，インフルエンザ菌のカバーあり<br>・**グラム陽性菌のカバーは不十分**．特にメチシリン感受性黄色ブドウ球菌（MSSA），メチシリン耐性黄色ブドウ球菌（MRSA），溶血連鎖球菌，肺炎球菌，腸球菌は，単剤では治療できない<br>・**嫌気性菌 *Bacteroides fragilis* のカバーなし**<br>・マイコプラズマ，クラミドフィラ（*Chlamydophila pneuminae*），クラミジア（*Chlamydia* spp.），レジオネラのカバーあり<br>・セカンドラインの抗結核薬としても使用する<br>・MAC（*Mycobacterium avium* complex）の治療薬 |
| 第2世代 | 【静脈注射，経口薬】<br>レボフロキサシン | ・第1世代ニューキノロン＋肺炎球菌（ペニシリン耐性菌を含む），つまり，緑膿菌を含むグラム陰性菌＋肺炎球菌のカバーが主体<br>・ナイセリア（淋菌など），モラキセラ，インフルエンザ菌のカバーあり<br>・グラム陽性菌のカバーが改善され，そのなかでも，特に肺炎球菌のカバーが改善されている．**市中肺炎の第一選択薬のひとつに挙がってくるのもそのためである**．溶血連鎖球菌のカバーはできる |

（次ページにつづく）

(前ページのつづき)

| 分類<br>(非公式) | 抗菌薬 | 適応微生物 |
| --- | --- | --- |
| 第2世代 | 【静脈注射, 経口薬】<br>レボフロキサシン | ・依然, MSSA, MRSA, 腸球菌(尿路感染を除く)は単剤治療してはならない<br>・嫌気性菌 Bacteroides fragilis のカバーなし<br>・マイコプラズマ, クラミドフィラ (Chlamydophila pneuminae), クラミジア (Chlamydia spp.), レジオネラのカバーあり<br>・セカンドラインの抗結核薬としても使用する<br>・MACの治療薬のひとつ |
| 第3世代 | 【経口薬】<br>モキシフロキサシン | ・第2世代ニューキノロン＋嫌気性菌 Bacteroides fragilis, つまり, 緑膿菌を含むグラム陰性菌＋肺炎球菌＋嫌気性菌 Bacteroides fragilis のカバーができる<br>・ナイセリア(淋菌など), モラキセラ, インフルエンザ菌のカバーあり<br>・グラム陽性菌, グラム陰性菌, 嫌気性菌を含む非常に広域の微生物をカバーできる<br>・グラム陽性菌のうち, 依然, MSSA, MRSA, 腸球菌は単剤治療してはならない<br>・マイコプラズマ, クラミドフィラ (Chlamydophila pneuminae), クラミジア (Chlamydia spp.), レジオネラのカバーあり<br>・エビデンスは少ないが, セカンドラインの抗結核薬としても使用可能である<br>・MACの治療薬 |

※シプロフロキサシンは, クラミジア・トラコマチス (Chlamydia trachomatis) による性行為感染症の治療には推奨されていない. 治療不良が起こることが報告されており, レボフロキサシンを使用する

【ニューキノロン系抗菌薬の特徴】
　経口薬でも, 生物学的利用率 (bioavailability) が非常に高い抗菌薬で (90～95%程度), 経口摂取できる患者では, 経口薬で静脈注射とほぼ同等の効果が期待できる.
　髄膜炎への使用に関しては, 米国感染症学会 (IDSA) の細菌性髄膜炎の際のβラクタム系抗菌薬の代替薬として, レボフロキサシンの静脈注射については記載がある.

## 1 作用メカニズム

　p.25 図1, p.105 概略図参照. ニューキノロン系抗菌薬の作用部位は, DNA (デオキシリボ核酸) の合成酵素であるDNAジャイレース, トポイソメラーゼIVである.

## 2 分類と特徴

公式な分類は存在しない．臨床現場では，レボフロキサシン以前と以降のニューキノロン系で適応微生物が大きく分かれている．レボフロキサシン以降のニューキノロン系は肺炎球菌をカバーでき，**「レスピラトリーキノロン（respiratory fluoroquinolones）」** と呼ばれている．

学習理解のために，本書では第1～3世代に便宜上分類し，
第1世代：シプロフロキサシン（静脈注射，経口薬）
第2世代：レボフロキサシン（静脈注射，経口薬）
第3世代：モキシフロキサシン（経口薬），
　　　　　パズフロキサシン（国内のみ，静脈注射），
　　　　　ガレノキサシン（国内のみ，経口薬）
と整理する．

### 1）シプロフロキサシン（静脈注射，経口薬）

シプロフロキサシンは，主に**グラム陰性菌のカバー**ができる．特に，腸内細菌（*E. coli, Klebsiella, Proteus*），緑膿菌を含む**"SPACE"の菌**（p.15参照）のカバーができる．**細菌性腸炎を起こす菌**，つまり，サルモネラ菌，赤痢菌，カンピロバクターなどもカバーできる．

また，呼吸器系感染症を起こすモラキセラ（グラム陰性球菌），インフルエンザ菌（グラム陰性桿菌）もカバーできる．さらに，グラム陰性球菌のナイセリア（淋菌など）もカバーする．

> **注意**
>
> 2007年の米国疾病対策センター（CDC）の性行為感染症ガイドラインの補足では，ニューキノロン系抗菌薬への淋菌耐性が米国内では蔓延しているので，淋菌の治療薬として，米国ではニューキノロン系を推奨しないとの方針になった．「感受性検査ができる場合にのみ代替薬となる」とされた．
>
> ◆ 参考文献
> ・CDCによる2006年 性行為感染症ガイドライン（2007年補足分）
> http://www.cdc.gov/mmwr/preview/mmwrhtml/mm5614a3.htm?s_cid=mm5614a3_e

グラム陽性菌では，十分な治療をできる菌がほとんどない．**特に，メチシリン感受性黄色ブドウ球菌（MSSA），メチシリン耐性黄色ブドウ球菌**

(MRSA)，腸球菌はニューキノロン系単剤では治療しないことが大原則である（βラクタム系抗菌薬にアレルギーがある場合など，やむを得ず使用する場合もあるが，それは例外的である）．**腸球菌は，尿路感染ではニューキノロン系抗菌薬で治療できる場合もあるが，血流感染などでは治療不良が起こるため，*in-vitro* で感受性があっても使用しないことが原則である**．嫌気性菌 *Bacteroides fragilis* のカバーはない．

そのほか，ニューキノロン系抗菌薬は，さまざまな微生物の感染症の治療に使用できる．代表例として，下記のものが挙げられる．

- マイコプラズマ，クラミドフィラ（*Chlamydophila pneuminae*），クラミジア（*Chlamydia* spp.），レジオネラのカバーあり
- セカンドラインの抗結核薬としても使用できる
- MAC（*Mycobacterium avium* complex）の治療薬
- 炭疽菌の保険適用あり

> **注意**
> シプロフロキサシンは，クラミジア・トラコマチス（*Chlamydia trachomatis*）による性行為感染症の治療には推奨されていない．治療不良が起こることが報告されているため，レボフロキサシンを使用する．

**抗結核作用があるので，特に結核のリスクがある患者には安易に処方しないこと**．上記以外でも，ヘリコバクター（*Helicobacter* spp.），ノカルジア（*Nocardia*）にも *in-vitro* で活性を示す．これらへの臨床現場での使用は，臨床背景，使用できる抗菌薬を考慮し，判断することになる．

## 2）レボフロキサシン（2011年静脈注射薬承認，経口薬）

シプロフロキサシンではカバーが難しかったグラム陽性菌へのカバーが改善された．特に，臨床的に重要なのは肺炎球菌である．MSSAに対するカバーも改善しているが，臨床上，**MSSAの治療をニューキノロン系単剤で行うことは推奨されないため，原則使用しないこと**．

レボフロキサシンは，レスピラトリーキノロンのうち，最初に開発されたものである．適応微生物は**「シプロフロキサシンのカバーする微生物＋肺炎球菌」**と考えるとよい．

グラム陰性菌のカバーは，シプロフロキサシンと同様である．シプロフロキサシンと比べ，半減期が長いので，シプロフロキサシンは1日2回投与（静脈注射も経口薬も）だが，レボフロキサシンは，1日1回投与であ

る(世界標準的な投与法が2009年7月に可能になり,「1回500 mgを1日1回投与」が成人で腎機能正常な場合の投与法).

　グラム陽性菌のカバーでは,肺炎球菌,MSSAのカバーが改善されているが,前述のように,**単剤でMSSAの感染症(特に血流感染,心内膜炎,骨髄炎など)に使用してはいけない**. βラクタム系抗菌薬へのアレルギーがある場合などに例外的に使用することはある,と認識しておいてほしい.溶血連鎖球菌 Streptococcus のカバーはできる.

◆コラム ―――――――――――――――――――――――――――――

　溶血連鎖球菌に関しては,興味深い疫学的な変化・エピソードがある.1980年代に,米国などで血液悪性疾患の患者が,好中球減少時の発熱などでグラム陰性菌による敗血症(sepsis)のリスクが高いことが報告されていた.その後,1990年代以降,ニューキノロン系抗菌薬による予防投与が広く行われた結果,グラム陰性菌の敗血症は減少し,ある程度予防できるようになったが,その代わりに,ニューキノロン系抗菌薬(特に,シプロフロキサシン)でカバーしきれないグラム陽性菌の敗血症がブレイクスルー感染として報告されるようになった.そのなかでも興味深いのが,溶血連鎖球菌であった.MSSA,腸球菌などは敗血症を起こすことはよく知られていたが,これまで病原性が低いといわれてきた溶血連鎖球菌の敗血症が報告され,予防投与による影響が推測された.

―――――――――――――――――――――――――――――――

　**嫌気性菌 Bacteroides fragilis のカバーなし**. そのほか,シプロフロキサシンと同様に,レボフロキサシンもさまざまな微生物の感染症の治療に使用できる.代表例として,下記のものが挙げられる.

　・マイコプラズマ,クラミドフィラ(Chlamydophila pneuminae),クラミジア(Chlamydia spp.),レジオネラのカバーあり
　・セカンドラインの抗結核薬としても使用できる
　・MAC(Mycobacterium avium complex)の治療薬
　・バイオテロリズムを想定し,レボフロキサシンは,**炭疽菌,ペスト菌,野兎病,ブルセラ症,Q熱**にも保険適用がある

> **注意**
>
> レボフロキサシンは，シプロフロキサシンよりも前述の細胞内感染を起こす微生物において，細胞内殺菌力（intracellular killing）が向上している．シプロフロキサシンは，クラミジア・トラコマチス（Chlamydia trachomatis）による性行為感染症の治療には推奨されていない．治療不良が起こることが報告されているため，レボフロキサシンを使用する．

【補足】バイオテロリズムに関して
**米国疾病対策センター（CDC）での推奨**
http://www.bt.cdc.gov/bioterrorism/

- **ペスト菌**，**野兎病**では，ニューキノロン系抗菌薬は標準治療薬の代替薬，および曝露後の予防薬として推奨されている．
- **ブルセラ症**，**Q熱**に関しては，ニューキノロン系抗菌薬の有効性は確立したものではない．慢性感染や感染性心内膜炎などに対して，単剤治療ではなく，他剤との併用療法として使用される．
- 2001年の米国でのバイオテロリズムでは，ニューキノロン系抗菌薬は，シプロフロキサシンやレボフロキサシンが，炭疽菌に対して，発症者の治療，および曝露後の予防投与に使用されたことで有名である．ドキシサイクリンも炭疽菌の予防薬のひとつであり，現在も推奨薬のひとつである．

レボフロキサシンの髄液移行性については，国外では，レボフロキサシンの静脈注射薬が使用できる（国内では2011年に静脈注射薬承認）．そのため，米国感染症学会（IDSA）の細菌性髄膜炎の治療薬のなかに，レボフロキサシンの静脈注射薬が$\beta$ラクタム系抗菌薬にアレルギーのある場合の代替薬として記載されている．

### 3）モキシフロキサシン（国内では，経口薬のみ）

モキシロフキサシンの適応微生物は「レボフロキサシンのカバーする微生物＋嫌気性菌 Bacteroides fragilis」と考えるとよい．

モキシフロキサシンは，レスピラトリーキノロンのひとつである．レボフロキサシンとの違いは，in-vitroにおける肺炎球菌に対する最小発育阻止濃度（MIC）が約10分の1であることである．しかし，in-vitroの活性度が上がったからといって，臨床的なアウトカムも向上したわけではないことに注意する．製薬会社の営業で，「MICが低くなっています」といわれるが，あくまでも診療においては，**臨床的なアウトカムがどうなのかが重要**であることに留意する．基本的に，市中肺炎の治療において，モキシ

フロキサシンは，肺炎球菌のMICがレボフロキサシンの10分の1だからといって，臨床的なアウトカムが10倍良くなっているということはない．
　グラム陰性菌，グラム陽性菌のカバーはレボフロキサシンと同様の微生物と考えてよい．また，下記のそのほかの微生物に関しても，同様のカバーである．

- マイコプラズマ，クラミドフィラ（*Chlamydophila pneuminae*），クラミジア（*Chlamydia* spp.），レジオネラのカバーあり
- エビデンスは少ないが，セカンドラインの抗結核薬としても使用可能である
- MAC（*Mycobacterium avium* complex）の治療薬

　モキシフロキサシンと，シプロフロキサシン，レボフロキサシンの大きな違いは，**モキシフロキサシンが肝臓代謝であり，腎臓での濃度は低い点である．したがって，尿路感染には使用しない**．また，国外では，静脈注射も使用できる．

### 4）パズフロキサシン（国内，静脈注射）

　国内で使用されているニューキノロン系抗菌薬で，静脈注射薬である．エビデンスが乏しいため，臨床現場で使用することを積極的に推奨することは難しい．

### 5）ガレノフロキサシン（国内，経口薬）

　レスピラトリーキノロンのひとつ．現在，米国食品医薬品局（Food and Drug Administration：FDA），ヨーロッパ（EU）では，製薬会社が承認申請を取り下げたことから承認されていない．申請取り下げの理由は，有効性および安全性が確保できないため，と報告されている．そのため，国内での使用のあり方は今後，検討していく必要があると考えられる．

　ニューキノロン系抗菌薬は，臨床現場では，レスピラトリーキノロンかどうかでその使い方が異なってくる．

　表1にニューキノロン系抗菌薬の適応疾患を示す．

**表1　ニューキノロン系抗菌薬の適応疾患**

レスピラトリーキノロンが適応になる代表疾患

・副鼻腔炎（外来での乱用は避ける）
・気管支炎（外来での乱用は避ける）
・市中肺炎（結核に注意）など

シプロフロキサシン，レスピラトリーキノロンともに適応になる代表疾患

・市中肺炎（シプロフロキサシンは非定型肺炎に使用できる）
・尿路感染（モキシフロキサシンを除く）
・細菌性腸炎
・皮膚・軟部組織感染
・骨髄炎・関節炎
・性行為感染症（淋菌，クラミジアなど．シプロフロキサシンはクラミジアには使用しない）
・前立腺炎の第一選択薬

　レボフロキサシンの項で述べたように，炭疽菌 *Bacillus anthracis* によるバイオテロリズムの際には，第一選択薬のペニシリンへの耐性株を想定し，治療薬および曝露後予防薬のひとつとして，シプロフロキサシン，レボフロキサシンなどのニューキノロン系抗菌薬が推奨されている．

## 3 使用上の注意

### 1）濃度依存性抗菌薬

　ニューキノロン系抗菌薬は，濃度依存性抗菌薬である（p.31参照）．したがって，1回投与量を十分確保しなければ，効果は望めない．表2に国内保険適用量を示す．

**表2　国内保険適用量**（成人で腎機能正常な場合）

| シプロフロキサシン | 経口薬：1回400 mgを1日2回<br>静脈注射：1回300 mgを1日2回 |
|---|---|
| レボフロキサシン | 経口薬：1回500 mgを1日1回※<br>静脈注射：1回500 mgを1日1回 |
| モキシフロキサシン | 経口薬：1回400 mgを1日1回（腎機能による調節不要） |

※国内の後発医薬品は，いまだ1回100 mgを1日3回となっているため，薬物動態上は上記用量が可能なブランド品を使用することが望ましい．

### 2）生物学的利用率（bioavailability）と組織移行性

　ニューキノロン系抗菌薬は，**生物学的利用率（bioavailability）**が90〜95％であるため，非常に吸収率がよい．学術的には詳細があるが，要する

に消化管が正常に働いており，消化管からの吸収が十分な患者では，経口薬により**静脈注射とほぼ同等の効果が期待できる**ということである．一般に経口薬は，生物学的利用率がよくないため（βラクタム系抗菌薬の多くなど），入院患者のような重症患者では通常は静脈注射を使用する．症状が改善した時点で，経口薬に変更するのが一般的である．

**表3 生物学的利用率がよい抗菌薬の例**

| 抗菌薬 | 生物学的利用率 |
| --- | --- |
| ニューキノロン系 | 90〜95% |
| メトロニダゾール | 100% |
| リネゾリド | 100% |
| クリンダマイシン | 90% |
| アモキシシリン | 80% |
| アモキシシリン・クラブラン酸 | 90% |
| ST合剤 | 85% |
| フルコナゾールなどのアゾール系真菌薬 | 90%程度 |
| ボリコナゾール | 90% |

逆にいえば，ある程度，生物学的利用率が確保されていなければ，経口薬として使用できないが，表3の経口薬は特にすぐれているものの代表である．βラクタム系はそれほどすぐれてはいない．

**【組織移行性】**

髄液への移行では，静脈注射のレボフロキサシンではある程度のデータがあり，細菌性髄膜炎の代替薬として米国感染症学会（IDSA）のガイドラインでも推奨されている．また，**前立腺への移行性もすぐれている**ことから，**前立腺炎に第一選択薬として使用**できる．

### 3）併用薬の注意

生物学的利用率を最大限確保するため，**アルミニウム，マグネシウムを含む制酸薬，経口の鉄，カルシウム，亜鉛薬，$H_2$ブロッカー（シプロフロキサシンとの併用）などとの併用は避けること．クラスⅠ，クラスⅢの不整脈薬を服用中の患者には，**心電図上，QT延長のリスクが生じるため，**ニューキノロン系は使用すべきではない．シプロフロキサシンでは，テオフィリンとの併用は避けること．相互作用として，痙攣の副作用が起こる可能性がある．

また，一般に，シプロフロキサシン，レボフロキサシンでは，**非ステロイド性抗炎症薬（NSAIDs）との併用で痙攣や中枢神経系の症状が起こる**ことがあるので，併用は避ける．**ワーファリンとの併用**では，抗凝固作用が増強される可能性があるので，INR，PT/APTTのフォローに注意する．原則として，どの薬剤を開始するときも，併用薬に注意し，併用により重篤な相互作用がないことを常に確認することが重要である．

◆ 参考文献

1）「THE SANFORD GUIDE TO ANTIMICROBIAL THERAPY 39th edition」（Gilbert DN, ほか／編），p.194, Antimicrobial Therapy Inc., 2009
翻訳版：「サンフォード感染症治療ガイド2009 39版」，p301, ライフサイエンス出版, 2009

### 4）交差耐性（cross-resistance）

一般に，ニューキノロン系抗菌薬には，そのなかのひとつでも耐性であれば，**そのほかの薬剤も耐性となる交差耐性がある**ことに注意する．つまり，感受性検査で，レボフロキサシン耐性であれば，通常，シプロフロキサシン，モキシフロキサシンも耐性である．特に，グラム陰性菌に対しては，**ひとつが耐性であれば，抗菌薬のクラス全体が耐性**である．たとえば，シプロフロキサイン耐性の*E. coli*では，ほかのニューキノロン系抗菌薬の感受性検査をする必要はなく，レボフロキサシンなどで治療することはできない，ということである．

## 4 副作用

代表的な副作用には，吐き気，中枢神経系症状（頭痛，めまい，いらだち）などがある．また，発疹，光過敏症なども挙げられる．もっとも重要な副作用には，心電図上，QT延長が報告されているため，**クラスⅠ，クラスⅢの抗不整脈薬を服用中の患者には使用しない**．

一般には，**18歳以下の小児，妊婦，授乳婦**には小児の軟骨形成障害の可能性があるため，**原則使用しない**．ただし，小児においては，諸外国で，慢性肺疾患の患者の多剤耐性緑膿菌やそのほかのグラム陰性桿菌の治療などに使用されているという報告がある．また，特に高齢者にみられるが，年齢に伴う関節障害を起こすことがある．関節痛や（特にアキレス腱で）腱鞘炎（tendonitis）が生じた場合には，抗菌薬の使用を中止すること．妊婦，授乳婦への抗菌薬投与は，巻末付録3（p.198〜200）を参照．

# Lecture2-6 ● ニューキノロン系抗菌薬
## 演習問題　問題編

### ☑ 第 1 問

24歳女性．大学生．夏休みにインドを旅行した．帰国の2日前から37℃程度の発熱と下痢があった．昨日帰国し，本日，クリニックを受診した．旅行者下痢症，細菌性腸炎として治療する場合，どのような抗菌薬の処方ができるか．

### ☑ 第 2 問

45歳男性．ヘビースモーカーである．昨日，下痢を発症し，突然の意識障害と呼吸困難でICU（集中治療室）に入院した．迅速検査でレジオネラ肺炎の確定診断がついた．レジオネラ肺炎に対する抗菌薬を処方せよ．

### ☑ 第 3 問

78歳男性．前立腺肥大症の既往あり．泌尿器科でフォローされていた．外来で，*E. coli*による前立腺炎の臨床診断がついた．*E. coli*は，尿培養から検出され，検査した抗菌薬すべてに感受性があった．この患者に抗菌薬を処方せよ．服用している薬はない．体重50 kg，腎機能正常とする．

*memo*

Lecture2-6

# 演習問題　解答編

## 第1問

> 24歳女性．大学生．夏休みにインドを旅行した．帰国の2日前から37℃程度の発熱と下痢があった．昨日帰国し，本日，クリニックを受診した．旅行者下痢症，細菌性腸炎として治療する場合，どのような抗菌薬の処方ができるか．

### 解答・解説

　インド帰りの旅行者の発熱と下痢である．**鑑別診断で最重要なものは，マラリア，腸チフス（typhoid）**であり，まず鑑別する必要がある．状態をみて，入院が必要かどうか判断する．マラリアは，末梢血スメアを3回以上は検査する必要がある．

　発熱，下痢では，旅行者下痢症が多いが，原因微生物として，病原性大腸菌でEnterotoxigenic *E. coli*（ETEC），Enteroaggravative *E. coli*（EAEC）など，サルモネラ菌，赤痢菌，カンピロバクターなどが主要である．*E. coli* O157などもある．**便の性状について，回数，色，血液の混入の有無，粘液の混入の有無**などは原因微生物の想定に重要である．下痢が遷延する場合，アメーバ赤痢，ジアルジア（これらの第一選択薬はメトロニダゾール）なども考慮の対象になる．

　以上から，マネージメントであるが，

① マラリアを忘れない．外来フォローする場合，発熱が持続する場合は再受診を指導する
② 入院する場合は血液培養2セットを採取し，サルモネラ菌の鑑別もする
③ 外来で，旅行者下痢症として抗菌薬で治療する場合，選択肢のひとつは，レボフロキサシン1回500 mgを1日1回を3日間．ただし，**旅行者下痢症で，抗菌薬が適応になるのは，主に発熱がある場合，または血便がある場合**である．通常，自然軽快するので抗菌薬の適応がない場合も多い．抗菌薬を開始したとき，1回投与で治療が完了する場合もある．もし可能なら，1回投与後に3日間必要かどうかを発熱などの症状の有無で判断するとよい
④ 入院する場合，血液培養2セットを採取後，サルモネラ菌などを対象にセフトリアキソン1回2 gを1日1回（1日2 g）を投与することは適切な選択のひとつである

◆ 参考文献

1) Travel Medicineのガイドライン．Clin Infect Dis 43：1499-1539, 2006
http://www.journals.uchicago.edu/doi/pdf/10.1086/508782（無料ダウンロード可能）
2) 旅行者下痢症（Traveler's diarrhea）の総説．Nature Clinical Practice Gastroenterology & Hepatology 2:191-198, 2005
http://www.nature.com/nrgastro/journal/v2/n4/pdf/ncpgasthep0142.pdf（無料ダウンロード可能）

## 第2問

> 45歳男性．ヘビースモーカーである．昨日，下痢を発症し，突然の意識障害と呼吸困難でICU（集中治療室）に入院した．迅速検査でレジオネラ肺炎の確定診断がついた．レジオネラ肺炎に対する抗菌薬を処方せよ．

### 解答・解説

Lecture2-2 演習問題 第3問（p.62），Lecture2-9 演習問題 第1問（p.146）も参照．

【処方例】
シプロフロキサシン（静脈注射）1回300 mg を12時間ごと（1日600 mg），または，
ミノサイクリン 1回100 mgを12時間ごと（1日200 mg）．
重症例では，上記の併用も考えられる．

また，諸外国では，明確なエビデンスはないが，
「上記の1剤＋リファンピシン 600 mgを1日1回」も併用療法として文献などに記載されている．

参考まで，諸外国では次のような処方も可能である．
レボフロキサシン 1回500 mgを静脈注射で24時間ごと（国内では2011年に承認），または，アジスロマイシン 1回500 mgを静脈注射で24時間ごと．

## 第3問

> 78歳男性．前立腺肥大症の既往あり．泌尿器科でフォローされていた．外来で，*E. coli*による前立腺炎の臨床診断がついた．*E. coli*は，尿培養から検出され，検査した抗菌薬すべてに感受性があった．この患者に抗菌薬を処方せよ．服用している薬はない．体重50 kg，腎機能正常とする．

### 解答・解説

前立腺炎の診断は臨床判断によるところが大きい．リスクを評価し，リスクがある場合には，前立腺炎として21日間程度の抗菌薬処方を考慮する．外来での治療では，前立腺への移行性と生物学的利用率から，ニューキノロン系抗菌薬またはST合剤が標準薬である．モキシフロキサシンは，肝代謝で尿路への濃度が低いため，使用しない．

【処方例】
レボフロキサシン 1回500 mgを1日1回，21日間の投与．
または，
シプロフロキサシン 1回400 mgを1日2回（1日800 mg），21日間の投与．

Lecture 2 これが必須の知識 ～各抗菌薬の特徴と使い方～

# 7. マクロライド系抗菌薬

## 重要事項 まず，これだけはおさえよう！

### マクロライド系抗菌薬の特徴を整理しよう！

| | |
|---|---|
| 作用メカニズム | タンパク質合成阻害薬 |
| 作用部位 | リボソーム50Sに作用する．静菌性抗菌薬 |
| 代表的な耐性メカニズム | 細胞壁の透過性低下，薬剤の排出ポンプ（*mefA*遺伝子），リボソーム50Sのサブユニット23SリボソームRNAの変異（*erm*遺伝子）＝MLS$_B$耐性など |
| 分　類 | 公式なものは存在しない．<br>エリスロマイシン，クラリスロマイシン，アジスロマイシン |
| 注　意 | ・静菌性抗菌薬<br>・新しくなるにつれ，副作用が減り，半減期が長くなる<br>・クラリスロマイシン，アジスロマイシンの使用が主流<br>・メチシリン感受性黄色ブドウ球菌（MSSA）に対するエリスロマイシンとクリンダマイシンの交差耐性に注意する |
| 概略図 | 細胞壁／細胞膜／細胞質　mRNA　30S　50S　リボソーム　アミノ酸<br>【タンパク質合成阻害薬】<br>・オキサゾリジノン系抗菌薬<br>・マクロライド系抗菌薬<br>・クリンダマイシン |

## 必ず覚えてほしい マクロライド系抗菌薬と適応微生物

**Point**
- ☐ 静菌性抗菌薬
- ☐ エリスロマイシン，クラリスロマイシン，アジスロマイシンと進化するにつれ，副作用が減り，半減期が長くなる
- ☐ 現在，クラリスロマイシン，アジスロマイシンの使用が主流

**臨床での使用上の注意点**
- ☐ 国内外で，肺炎球菌，溶血連鎖球菌のマクロライド耐性化が深刻
- ☐ 肝臓でのチトクロームP450による併用薬との相互作用を処方前に常に確認する
- ☐ 同一クラス内および別のクラスの抗菌薬と交差耐性が生じることに注意する

| 抗菌薬 | 適応微生物 |
|---|---|
| 【静脈注射，経口薬】<br>エリスロマイシン | ・グラム陽性球菌では，溶血連鎖球菌 *Streptococcus*，肺炎球菌 *Streptococcus pneumoniae*（ともに耐性化が深刻）など．**メチシリン感受性黄色ブドウ球菌（MSSA）の治療薬としては原則使用できない**．腸球菌のカバーはなし<br>・グラム陰性菌では，モラキセラ，インフルエンザ菌のカバーが主体<br>・百日咳菌 *Bordetella pertusis*（近年，成人の発症例が世界的に報告あり）<br>・バートネラ *Bartnella* spp.（猫ひっかき病など）<br>・ピロリ菌（*Helicobacter pylori*）のカバーあり<br>・現在，腸内細菌のカバーには使用できない<br>・細菌性腸炎の起因菌カンピロバクターに対しては，選択薬のひとつ<br>・緑膿菌のカバーなし<br>・嫌気性菌 *Bacteroides fragilis* のカバーなし<br>・マイコプラズマ，クラミドフィラ（*Chlamydophila pneuminae*），クラミジア（*Chlamydia* spp.），レジオネラのカバーあり |
| 【経口薬】<br>クラリスロマイシン | ・エリスロマイシンと比べ，グラム陰性菌では，モラキセラ，インフルエンザ菌のカバーは改善している<br>・そのほかのスペクトラムもエリスロマイシンと同様<br>・百日咳菌 *Bordetella pertusis*（近年，成人の発症例が世界的に報告あり）<br>・バートネラ *Bartnella* spp.（猫ひっかき病など）<br>・MAC（*Mycobacterium avium* complex）の治療薬 |

（次ページにつづく）

(前ページのつづき)

| 抗菌薬 | 適応微生物 |
|---|---|
| 【経口薬】<br>アジスロマイシン | ・エリスロマイシン，クラリスロマイシンと比べ，グラム陰性菌では，モラキセラ，インフルエンザ菌のカバーはさらに改善している<br>・そのほかのスペクトラムもエリスロマイシン，クラリスロマイシンと同様<br>・百日咳菌 Bordetella pertusis（近年，成人の発症例が世界的に報告あり）<br>・バートネラ Bartnella spp.（猫ひっかき病など）<br>・MACの治療薬<br>・旅行者下痢症，細菌性腸炎で，病原性大腸菌 ETEC (enterotoxigenic E. coli)，EAEC (enteroadherent E. coli)，サルモネラ菌，赤痢菌，カンピロバクターなどに対して使用できる<br>・国外では，アジスロマイシンの静脈注射もあり，1日1回投与でとても便利<br>・経口薬も静脈注射も半減期が非常に長いことから，短期間投与が可能で使いやすい |

## 1 作用メカニズム

p.25 図1，p.119 概略図参照．マクロライド系抗菌薬の作用部位は，50Sリボソームである．静菌性抗菌薬．

## 2 分類と特徴

公式な分類は存在しない．代表的なものとして以下の3つが挙げられる．
・エリスロマイシン（静脈注射，経口薬）
・クラリスロマイシン（経口薬）
・アジスロマイシン（経口薬）

### 1）エリスロマイシン（静脈注射，経口薬）

グラム陽性菌のカバーは，溶血連鎖球菌 Streptococcus，肺炎球菌 Streptococcus pneumoniae などであるが，ともに耐性化が進行している．**メチシリン感受性黄色ブドウ球菌（MSSA）の治療薬としては原則使用できない**．腸球菌もカバーしない．

グラム陰性菌では，モラキセラ，インフルエンザ菌のカバーが主体．ピロリ菌（Helicobacter pylori）のカバーあり（保険適用なし）．腸内細菌のカバーには使用できない．緑膿菌のカバーはなし．百日咳菌 Bordetella pertusis のカバーあり．バートネラ Barteroides fragilis（猫ひっかき病など）のカバーあり．細菌性腸炎の起因菌カンピロバクターに対しては，選択薬のひとつ．

嫌気性菌 Bacteroides fragilis のカバーなし．

マイコプラズマ，クラミドフィラ（Chlamydophila pneuminae），クラミジア（Chlamydia spp.），レジオネラのカバーあり．

　現在，マクロライド系抗菌薬では，アジスロマイシン，またはクラリスロマイシンが使用されることが世界的には主流である．エリスロマイシン＜クラリスロマイシン＜アジスロマイシンの順で，以下の特徴がみられる．
・モラキセラ，インフルエンザ菌のカバーが改善
・マイコプラズマ，クラミドフィラ（Chlamydophila pneuminae），クラミジア（Chlamydia spp.），レジオネラに対して，**細胞内殺菌力が向上**している
・**半減期が長くなる**
・副作用の**消化器症状が少なくなる**（消化器系の副作用は，アジスロマイシンがもっとも少ない）
・肝臓の**チトクローム** cytochrome P450 による薬剤の相互作用が少なくなる

### 2）クラリスロマイシン（経口薬）

グラム陽性菌のカバーは，溶血連鎖球菌，肺炎球菌などであるが，ともに耐性化が進行している．**MSSAの治療薬としては原則使用できない**．腸球菌もカバーしない．

グラム陰性菌では，モラキセラ，インフルエンザ菌のカバーが主体．ピロリ菌（Helicobacter pylori）のカバーあり（保険適用あり）．腸内細菌のカバーには使用できない．緑膿菌のカバーはなし．百日咳菌 Bordetella pertusis（近年，成人の発症例が世界的に報告あり）のカバーあり．バートネラ Bartnella spp.（猫ひっかき病など）のカバーあり．

嫌気性菌 Bacteroides fragilis のカバーなし．

マイコプラズマ，クラミドフィラ（Chlamydophila pneuminae），クラミジア（Chlamydia spp.），レジオネラのカバーあり．MAC（Mycobacterium avium complex）の治療薬としても併用で使われる．

### 3）アジスロマイシン（経口薬）

グラム陽性菌のカバーは，溶血連鎖球菌，肺炎球菌などであるが，耐性化が進行しているエリスロマイシン，クラリスロマイシンと交差耐性あり．

MSSAの治療薬としては原則使用できない．腸球菌もカバーしない．
　グラム陰性菌では，モラキセラ，インフルエンザ菌のカバーが主体．ピロリ菌（*Helicobacter pylori*）のカバーあり（保険適用なし）．細菌性腸炎または旅行者下痢症の原因微生物である，病原性大腸菌ETEC（enterotoxigenic *E. coli*），EAEC（enteroadherent *E. coli*），サルモネラ菌，赤痢菌，カンピロバクターなどに使用する．緑膿菌のカバーはなし．
　嫌気性菌*Bacteroides fragilis*のカバーなし．
　マイコプラズマ，クラミドフィラ（*Chlamydophila pneuminae*），クラミジア（*Chlamydia* spp.），レジオネラのカバーあり．MAC（*Mycobacterium avium* complex）の治療薬としても併用で使われる．

　マクロライド系抗菌薬は，臨床現場では，アジスロマイシン，クラリスロマイシンが主流である．

表1にクラリスロマイシン，アジスロマイシンが適応となる代表疾患を示す．

**表1　クラリスロマイシン，アジスロマイシンが適応になる代表疾患**
- 中耳炎（肺炎球菌の耐性化が深刻）
- 副鼻腔炎（肺炎球菌の耐性化が深刻）
- 気管支炎（肺炎球菌の耐性化が深刻）
- 市中肺炎（肺炎球菌の耐性化が深刻）　など
- 皮膚軟部組織感染（βラクタム系に対するアレルギー患者で）
- 非定型肺炎の治療（マイコプラズマ，クラミドフィラ，レジオネラなど）
- 性行為感染症（クラミジアなど）
- ピロリ菌の除去
- MAC（*Mycobacetrium avium* complex）の併用治療薬

## 3 使用上の注意

### 1）国内保険適用
　表2にマクロライド系抗菌薬の国内保険適用量を，表3には参考までに，諸外国での一般的な使用量を示した．

**表2 国内保険適用量（成人で腎機能正常な場合）**

| エリスロマイシン | 経口薬：1回200〜300 mgを1日4回<br>（1日800〜1,200 mg）<br>静脈注射：1回200〜500 mgを1日2〜3回<br>（1日600〜1,500 mg） |
|---|---|
| クラリスロマイシン | 経口薬：1回200〜400 mgを1日2回<br>（1日400〜800 mg） |
| アジスロマイシン | 経口薬：1回500 mgを1日1回，3日間．<br>MACの予防には1回1,200 mgを週1回，<br>性行為感染症の治療の場合には，1回1 g単回投与 |

**表3 諸外国での一般的使用量（参考まで）**

| エリスロマイシン | 経口薬：1回250〜500 mgを1日4回<br>（1日1,000〜2,000 mg）<br>静脈注射：1回500〜1,000 mgを6時間ごと<br>（1日2,000〜4,000 mg） |
|---|---|
| クラリスロマイシン | 経口薬：1回250〜500 mgを1日2回<br>（1日500〜1,000 mg） |
| アジスロマイシン | 経口薬：1回500 mg，その後，250 mgを1日1回を<br>4日間，または1回500 mgを1日1回を3日間．<br>MACの予防には1回1,200 mgを週1回．<br>性行為感染症の治療の場合には，1回1 g単回投与<br>静脈注射：1回500 mgを1日1回 |

### 2）薬剤の相互作用

　代謝により，肝臓のチトクローム（cytochrome）P450との作用があるため，併用薬剤との重篤な相互作用がある．特にエリスロマイシン，クラリスロマイシンでは相互作用のある薬剤が多い．**マクロライド系抗菌薬の使用前には，併用薬の確認をより厳密に行う必要がある．一般に，相互作用で致死的に陥りやすい抗不整脈薬，抗けいれん薬，抗凝固薬，免疫抑制薬などに特に注意する．**成書を確認したり，薬剤部に問い合わせて安全面に留意する．

【相互作用がある薬剤の代表例】
　抗けいれん薬，ジゴキシン，テオフィリン，ワーファリン，免疫抑制薬のシクロスポリン，タクロリムス．
**コルヒチン**：クラリスロマイシンとの併用で致死的なので併用は避ける．
**ピモジド（抗精神病薬）**：マクロライドとの併用で，心電図上QT延長がみられるので使用は避ける．

◆ 参考文献

1) 「THE SANFORD GUIDE TO ANTIMICROBIAL THERAPY 39th edition」, (Gilbert DN, ほか／編), p. 195, Antimicrobial Therapy Inc., 2009
翻訳版：「サンフォード感染症治療ガイド2009 39版」, p. 302-303, ライフサイエンス出版, 2009

### 3) 交差耐性（cross-resistance）

マクロライド系抗菌薬のなかのひとつでも耐性であれば，同一クラスのそのほかの薬剤も耐性となる**交差耐性**があることに注意する．つまり，感受性検査で，エリスロマイシン耐性であれば，通常，クラリスロマイシン，アジスロマイシンも耐性であり，**抗菌薬のクラス全体が耐性**である．たとえば，感受性検査でエリスロマイシン耐性の肺炎球菌やインフルエンザ菌を，アジスロマイシンやクラリスロマイシンでは治療できない．

一方，**MLS$_B$耐性**（Macrolide-Lincosamide-Streptogramin B resistance）というが，**別のクラスの抗菌薬との交差耐性**も存在する．p.119でマクロライド系抗菌薬の耐性メカニズムに触れているが，マクロライド系抗菌薬の作用部位であるリボソーム50Sのサブユニット23SリボソームRNAが，*erm*遺伝子により変異することで，マクロライド系，リンコサマイド系（クリンダマイシンなど），ストレプトグラミン（p.75参照）のすべてが同時に耐性化する現象を指す．

初期研修医にとって，臨床的にもっとも重要なのは，**メチシリン感受性黄色ブドウ球菌（MSSA）に対するエリスロマイシンとクリンダマイシンの交差耐性**である．つまり，**エリスロマイシンに感受性がなく，クリンダマイシンに感受性がある場合**，クリンダマイシンを臨床上，使用できるかどうか，ということが問題になるのである．βラクタム系抗菌薬にアレルギーのある患者などに，MSSAの皮膚・軟部組織感染などの治療でクリンダマイシンを使用したい場面があるが，その場合，この交差耐性がないかどうかを「**D-zone test（double disk diffusion test）**」と呼ばれる検査で確かめておく必要がある．それは，エリスロマイシン耐性の場合，**クリンダマイシンの耐性化も誘導される可能性**があるからである．D-zone testについては，院内に細菌検査室があれば検査技師に尋ねるとよい．外注の場合にも，検査室に問い合わせが必要である．院内のICT（感染管理チーム）などにも尋ねてみるとよい．

◆D-zone testの写真とMRSAによる皮膚軟部組織感染に関する参考文献
1) Daum RS. : Skin and soft-tissue infections caused by methicilin-resistant *Staphylococus aureus*. N Engl J Med 354 : 380-390, 2007

## 4 副作用

　代表的な副作用には，吐き気，腹痛，肝機能障害（特にエリスロマイシン），**心電図上QT延長**などがある．

　また，抗コレステロール薬のHMG-CoA還元酵素抑制薬（statin）との併用で，エリスロマイシン，クラリスロマイシンでは横紋筋融解が起こるリスクがあるため，**CPKをモニター・フォロー**する．

　特に，エリスロマイシン，クラリスロマイシンでは，薬物相互作用が多いため，要注意（p.124参照）．

# Lecture2-7 ● マクロライド系抗菌薬
## 演習問題 問題編

### ☑ 第 1 問

85歳男性．既往歴なし．元気にしていた．2日間の発熱と咳で来院した．身体所見で，発熱38℃，右下肺に断続性ラ音（crackle）が聞こえる．胸部X線で，左肺全体に浸潤影が判明し，左肺の市中肺炎として治療することになった．どのような処方例があるか．

### ☑ 第 2 問

35歳男性．突然の黒色便で発症し，十二指腸潰瘍と診断された．ピロリ菌の内視鏡による検査が陽性であった．ピロリ菌の除去にはどのような抗菌薬が使用できるか．

### ☑ 第 3 問

87歳女性．3カ月前からの微熱と咳で来院した．喀痰の検査で，*Mycobacterium avium* complex（MAC）が2回検出，胸部X線でも右上肺野に異常陰影があったため，MACによる肺感染症であると考え，治療を開始することになった．どのような抗菌薬が考えられるか．

### ☑ 第 4 問

29歳男性．5日前から排尿時に痛みを覚え，来院．尿道口から無色の滲出物がみられた．迅速のグラム染色は陰性．滲出物を，淋菌とクラミジアのPCRに提出した．非淋菌性尿道炎として治療するとき，抗菌薬を投与せよ．そのほか，マネージメントで必要なことは何か．

*memo*

## Lecture2-7
# 演習問題　解答編

## 第1問

> 85歳男性．既往歴なし．元気にしていた．2日間の発熱と咳で来院した．身体所見で，発熱38℃，右下肺に断続性ラ音（crackle）が聞こえる．胸部X線で，左肺全体に浸潤影が判明し，左肺の市中肺炎として治療することになった．どのような処方例があるか．

### 解答・解説

Lecture2-2 演習問題 第3問（p.62）も参照．

肺炎球菌，モラキセラ，インフルエンザ菌，マイコプラズマ，クラミジフィラ，レジオネラなど，市中肺炎の6つの原因微生物をカバーする抗菌薬を使用する．

【処方例】
体重50 kg以上，腎機能正常の場合，
セフトリアキソン 1回1 gを12時間ごと，
または1回2 gを24時間ごと（ともに1日2 g）
＋アジスロマイシン（経口薬）1回500 mgを1日1回（3日間のみ）．

または，アンピシリン・スルバクタム 1回3 gを6時間ごと
（1日12 g，保険用量は1日12 g，2012年承認）
＋アジスロマイシン（経口薬）1回500 mgを1日1回（3日間のみ）．

> **注意**
> 非定型肺炎のカバーについては議論があるところであるが，入院時に一緒に治療することでの患者の不利益は少ないと考えられる．

◆ 参考文献
1) IDSAの市中肺炎のガイドライン．Clin Infect Dis 44：S27-S72, 2007
　 http://www.journals.uchicago.edu/doi/pdf/10.1086/511159（無料ダウンロード可能）

## 第2問

> 35歳男性．突然の黒色便で発症し，十二指腸潰瘍と診断された．ピロリ菌の内視鏡による検査が陽性であった．ピロリ菌の除去にはどのような抗菌薬が使用できるか．

### 解答・解説

ピロリ菌は，1983年にオーストラリアの研究者2人が自身での人体実験も行い，胃・十二指腸潰瘍との関連性を発表した．2005年に，2人に対し，その偉

大な功績によりノーベル医学生理学賞が授与されたことで有名である．ピロリ菌は，多剤耐性であることが知られるため，通常は，併用療法により除菌する．治療期間は，7〜14日間である．

【ピロリ菌除菌のための併用薬の例】
下記の3剤を7日間併用投与（国内の保険適用）．
- クラリスロマイシン 1回400 mgを1日2回（1日800 mg）
- アモキシシリン 1回750 mgを1日2回（1日1,500 mg）
- オメプラゾール 1回20 mgを1日2回（1日40 mg）

諸外国では，クラリスロマイシンはアジスロマイシンでも代替可能．国内ではアジスロマイシンにピロリ菌の保険適用はない．

## 第3問

87歳女性．3カ月前からの微熱と咳で来院した．喀痰の検査で，*Mycobacterium avium* complex（MAC）が2回検出，胸部X線でも右上肺野に異常陰影があったため，MACによる肺感染症であると考え，治療を開始することになった．どのような抗菌薬が考えられるか．

### 解答・解説

MACによる肺感染症の診断は，単に喀痰や気管支洗浄（BAL）などの培養やPCR（polymerase chain reaction）結果のみでなく，リスクファクター，症状，画像所見などと総合的に行うことが必要である．p.130 参考文献2）の診断基準を参照して頂きたい．また治療期間は，培養陰性化から18〜24カ月間程度必要である．国内では，HIV患者とnon-HIV患者で保険適用が異なるなどの問題がある．保険適用は最新版（参考文献3）を確認して頂きたい．

【国内での保険適用量での併用処方例（ただし，保険適用菌種に含まれていない）】
以下の3剤併用．
- クラリスロマイシン 1回200〜400 mgを1日2回（1日400〜800 mg）
- エタンブトール 1回750〜1,000 mgを1日1回（1日750〜1,000 mg）
- リファンピシン（リファンピン）1回450 mgを1日1回（1日450 mg）

【諸外国での一般的な併用処方例】
以下の3剤併用．
- クラリスロマイシン 1回250〜500 mgを1日2回
  （1日500〜1,000 mg），
  またはアジスロマイシン 1回250〜300 mgを1日1回
  （1日250〜300 mg）
- エタンブトール 1回15〜25 mg/kgを1日1回（1日15〜25 mg/kg）

・リファンピシン（リファンピン）1回450〜600 mg を1日1回
  （1日450〜600 mg）

◆ 参考文献：

1) 「THE SANFORD GUIDE TO ANTIMICROBIAL THERAPY 39th edition」（Gilbert DN, ほか／編）, p.118, Antimicrobial Therapy Inc., 2009
翻訳版：「サンフォード感染症治療ガイド2009 39版」, p.195, ライフサイエンス出版, 2009
2) 米国胸部学会（ATS）の非定型抗酸菌のガイドライン. Am J Respir Crit Care Med 175：367-416, 2007
http://www.idsociety.org/WorkArea/showcontent.aspx?id=9276（無料ダウンロード可能）
3) アジスロマイシン添付文書. ファイザー（株）
http://products.pfizer.co.jp/documents/jin/ztm01jin.pdf（2009年11月改訂）

## 第4問

> 29歳男性. 5日前から排尿時に痛みを覚え, 来院. 尿道口から無色の滲出物がみられた. 迅速のグラム染色は陰性. 滲出物を, 淋菌とクラミジアのPCRに提出した. 非淋菌性尿道炎として治療するとき, 抗菌薬を投与せよ. そのほか, マネージメントで必要なことは何か.

### 解答・解説

【処方例】
　アジスロマイシン1回1g単回投与. 次回来院時に, 淋菌とクラミジアのPCRの結果を確認し, もし, 淋菌のPCRも陽性であれば治療が必要である.
例：セフトリアキソン 125 mg, 1回筋注など.

　性行為感染症のマネージメントの基本は, ひとつの性行為感染症が判明すれば, ほかの感染症もスクリーニングが必須となることである. またパートナーの治療に関しても考慮しなければならない. 欧米では, 治療機関・保健所などが公的にパートナーにも連絡し, 追跡, 治療を促すようなシステムが導入されている. 国内では, このような法整備はなされていない.
　もっとも重要なのは, HIV感染の検査の推奨, そしてRPR（梅毒）検査, 肝炎検査（A, B, C型肝炎）の推奨である. 米国疾病対策センター（CDC）の性行為感染症（STI）の治療のガイドラインも参照. 特に肝炎のスクリーニングを忘れずに.
　日本でも, アジスロマイシン1回1g投与が保険適用となった. 下記文献2）参照.

◆ 参考文献

1) 米国疾病対策センター（CDC）の性行為感染症のガイドライン2006
http://www.cdc.gov/std/treatment/2006/rr5511.pdf（無料ダウンロード可能）
2) アジスロマイシン添付文書. ファイザー（株）
http://products.pfizer.co.jp/documents/jin/ztm01jin.pdf（2009年11月改訂）

Lecture 2 これが必須の知識 〜各抗菌薬の特徴と使い方〜

# 8. クリンダマイシン

## 重要事項　まず，これだけはおさえよう！

### クリンダマイシンの特徴を整理しよう！

| | |
|---|---|
| 作用メカニズム | タンパク質合成阻害薬 |
| 作用部位 | リボソーム50Sに作用する．静菌性抗菌薬 |
| 代表的な耐性メカニズム | 細胞壁の透過性低下，リボソーム50Sのサブユニット23SリボソームRNAの変異（*erm*遺伝子）＝MLS$_B$交差耐性など |
| 分類 | なし |
| 注意 | メチシリン感受性黄色ブドウ球菌（MSSA）に対するエリスロマイシンとクリンダマイシンの交差耐性に注意する |

概略図

【タンパク質合成阻害薬】
・オキサゾリジノン系抗菌薬
・マクロライド系抗菌薬
・クリンダマイシン

### 必ず覚えてほしい クリンダマイシンと適応微生物

*Point*
- ☐ 静菌性抗菌薬
- ☐ グラム陽性菌と嫌気性菌のカバーが主体
- ☐ 髄液移行性なし
- ☐ 腎機能による用量調整が不要

| 抗菌薬 | 適応微生物 |
|---|---|
| 【静脈注射, 経口薬】<br>クリンダマイシン | ・グラム陽性菌では, メチシリン感受性黄色ブドウ球菌(MSSA), 溶血連鎖球菌, 肺炎球菌のカバーあり<br>・腸球菌のカバーなし<br>・グラム陰性菌のカバーなし<br>・嫌気性菌 Bacteroides fragilis のカバーあり. 近年, 耐性化が報告されている<br>・**髄液移行性なし**<br>・**骨への移行性がよい**ことが知られ, 骨髄炎の治療には適している(ただし, 骨髄炎の治療は, **原則, 殺菌性抗菌薬を使用する**のが望ましいが, βラクタム系抗菌薬アレルギーの場合などにクリンダマイシンを使用できるので便利) |

## 1 作用メカニズム

p.25 図1, p.131 概略図参照. マクロライド系抗菌薬の作用部位は, 50Sリボソームである. 静菌性抗菌薬.

## 2 分類と特徴

クリンダマイシンはリンコサマイド系抗菌薬で, そのなかにはリンコマイシンというのもあったが, 現在では使用されていない.

【クリンダマイシン(静脈注射, 経口薬)】

グラム陽性菌のカバーは, メチシリン感受性黄色ブドウ球菌(MSSA), 溶血連鎖球菌, 肺炎球菌などである(これら3つの菌はともに耐性化が問題). **腸球菌のカバーはできない**. また, 臨床的に, **MSSAの血流感染や心内膜炎の治療薬としては原則使用できない**. MSSAに関しては, βラクタム系抗菌薬にアレルギーがある場合の皮膚・軟部組織感染などで使用できる.

グラム陰性菌のカバーはなし. 緑膿菌のカバーなし. **嫌気性菌 Bacteroides fragilis のカバーあり**. そのほかのグラム陽性球菌などの嫌気性菌のカバーあり. ただし, 近年は, クリンダマイシン耐性の Bacteroides fragilis

が増えており，耐性化が少ない点で，嫌気性菌に対してはメトロニダゾールを使用するほうが安全である（現在，国内では，メトロニダゾールの静脈注射は未承認，嫌気性菌には2011年に保険承認された）．

【タンパク質合成阻害薬としてのトキシン抑制作用】

先進国を中心に，クリンダマイシンの新しい役割として，A群溶血連鎖球菌 Group A *Streptococcus* などによる**トキシックショック症候群（toxic shock syndrome）**および**壊死性筋膜炎**の際に，その病因子のひとつである**トキシン（タンパク質）**の産生を抑制する目的で使用されている．動物実験での有効性や後ろ向きのケースシリーズなどで，クリンダマイシンを使用したほうが死亡率が低かった，などの報告がある．ただし，無作為ランダム化試験は行われていない．

◆参考文献
1) Bisno AL, et al. Streptococcal infections of skin and soft tissues. N Engl J Med 334：240-245, 1996
2) IDSAの皮膚軟部組織感染のガイドライン．Clin Infect Dis 41：1373-1406, 2005
http://www.journals.uchicago.edu/doi/pdf/10.1086/497143（無料ダウンロード可能）

表1にクリンダマイシンの代表的な適応疾患，表2に諸外国でのそのほかの使用適応を示す．

### 表1　クリンダマイシンの代表的な適応疾患

- 皮膚軟部組織感染※（ペニシリンアレルギー患者の場合．ただし，バンコマイシンやセフェム系抗菌薬のほうがよりよい代替薬である）
- 嫌気性菌を含む複合菌感染（膿瘍など）
- 誤嚥性肺炎および肺膿瘍（肺化膿症）
- ペニリシンアレルギーの場合の代替薬

※市中のメチシリン耐性黄色ブドウ球菌（CA-MRSA）による皮膚軟部組織感染でもクリンダマイシンの感受性があることが多く，欧米で使用されている

### 表2　（国内では使用するのが難しいが）諸外国でのそのほかの使用適応

- クリンダマイシンとプリマキン（primaquine）の併用で，ST合剤アレルギー患者のニューモシスティス肺炎の治療（国内では保険未承認）
- クリンダマイシンとピリメサミン（pyrimethamine）の併用で，ST合剤アレルギー患者のトキソプラズマ脳炎の治療（国内では保険未承認）
- クリンダマイシンとキニン（quinine）の併用で，バベシオーシス（babesiosis）の第一選択薬である

そのほか，クリンダマイシンの特徴として以下のものが挙げられる．
- 髄液移行性はなし
- 骨への移行性は非常によい
- 膿への移行性もある（ただし，膿の治療の原則は，当然，ドレナージである）
- 腎機能による用量調整が不要

など．

## 3 使用上の注意

### 1）国内保険適用

表3にクリンダマイシンの国内保険適用量を，表4に参考までに諸外国での一般的な使用量を示す．

**表3　国内保険適用量（成人，腎機能による用量調整が不要）**

| クリンダマイシン | 経口薬：1回 300 mg を 8 時間ごと（1日 900 mg）<br>静脈注射：1回 600 mg を 8 時間ごと<br>　　　　　　　（1日 2,400 mg まで増量可） |
|---|---|

**表4　諸外国での一般的使用量（参考まで）**

| クリンダマイシン | 患者の重症度や感染症の種類で用量を調整する<br>経口薬：1回 150～450 mg を 1日 3～4回<br>　　　　　（1日 450～1,800 mg）<br>静脈注射：1回 600～900 mg を 8 時間ごと<br>　　　　　　（1日 1,800～2,700 mg） |
|---|---|

### 2）生物学的利用率（bioavailability）

生物学的利用率がよい．90％程度．

### 3）交差耐性

MLS$_B$ 耐性について，p.125 でも触れたが，重要なため再度説明する．p.119 でマクロライド系抗菌薬の耐性メカニズムに触れているが，マクロライド系抗菌薬の作用部位であるリボソーム 50S のサブユニット 23S リボソーム RNA が，*erm* 遺伝子により変異することで，マクロライド系，リンコサミド系（クリンダマイシンなど），ストレプトグラミン（p.75 参照）

のすべてが同時に耐性化する現象を指す．初期研修医にとって，臨床的にもっとも重要なのは，**メチシリン感受性黄色ブドウ球菌（MSSA）に対するエリスロマイシンとクリンダマイシンの交差耐性**である．

つまり，エリスロマイシンとクリンダマイシンで，感受性検査でエリスロマイシンに感受性がなく，クリンダマイシンに感受性がある場合，クリンダマイシンを臨床上，使用できるかどうか，という点が問題になる．βラクタム系抗菌薬にアレルギーのある患者などに，MSSAの皮膚・軟部組織感染などの治療でクリンダマイシンを使用したい場面があるが，その場合，この交差耐性がないかどうかを「D-zone test（double disk diffusion test）」と呼ばれる検査で確かめておく必要がある．それは，エリスロマイシン耐性の場合，クリンダマイシンの耐性化も誘導される可能性があるからである．D-zone testについては下記の文献に写真があるので参照できる．

◆D-zone testの写真とMRSAによる皮膚軟部組織感染に関する参考文献

1) Daum RS. : Skin and soft-tissue infections caused by methicilin-resistant *Staphylococus aureus*. N Engl J Med 354 : 380-390, 2007

## 4 副作用

代表的な副作用には，発熱，発疹，吐き気，下痢，腹痛，肝機能障害などが挙げられる．

また，クリンダマイシンの服用で，*Clostridium difficile* 感染（*Clostridium difficile* infection：CDI）がほかの抗菌薬にくらべ，高頻度に起こることが報告されてきた．そのため，適応が明確な疾患にのみ使用することが推奨されてきた．しかし，現在は，クリンダマイシンに限らず，どの抗菌薬の使用でも，CDIは起こることが報告されているので，どの抗菌薬の場合も適応を考慮したうえで使用すること．

# Lecture2-8 ● クリンダマイシン
## 演習問題 | 問題編

### ☑ 第 1 問

34歳女性．既往歴なし．βラクタム系抗菌薬にアレルギーあり．本日，右前腕の蜂窩織炎で来院した．前腕の遠位3分の1くらいに発赤と腫脹あり．水泡なし．紫色・灰色などの虚血性の色調変化なし．循環血行動態は安定している．入院治療する場合のマネージメントはどのようになるか．

### ☑ 第 2 問

45歳女性．若い頃からの弁膜症で，僧帽弁の置換術を受けている．βラクタム系抗菌薬にアレルギーがある．本日，歯の治療をする予定である．予防投与として適切なものを処方せよ．

### ☑ 第 3 問

67歳男性．既往歴なし．昨日からの突然の発熱と右下肢の痛みを発症し，本日，意識障害のため救急車で来院した．右下肢には発赤がみられ，大きな水泡（15 cm程度のもの）が1つみられる．トキシックショック症候群，壊死性筋膜炎の初期診断（working diagnosis）でマネージメントする場合，どのようにすればよいか．

*memo*

## Lecture2-8
# 演習問題　解答編

## 第1問

> 34歳女性．既往歴なし．βラクタム系抗菌薬にアレルギーあり．本日，右前腕の蜂窩織炎で来院した．前腕の遠位3分の1くらいに発赤と腫脹あり．水疱なし．紫色・灰色などの虚血性の色調変化なし．循環血行動態は安定している．入院治療する場合のマネージメントはどのようになるか．

### 解答・解説

既往歴がなく，また合併症もなく，血行動態が安定している患者の右前腕の蜂窩織炎である．原因微生物は，*Staphylococcus, Streptococcus* などが主である．

【処方例】
　βラクタム系抗菌薬を使用しない場合の処方例は，
クリンダマイシン　1回600 mgを8時間ごと（1日1,800 mg），
または，バンコマイシン　1回1 gを12時間ごと（1日2 g）．

MRSAを考慮すべきかどうかを，患者の状態でも判断する．患者が安定している場合，クリンダマイシン単剤でも十分カバーできる．

## 第2問

> 45歳女性．若い頃からの弁膜症で，僧帽弁の置換術を受けている．βラクタム系抗菌薬にアレルギーがある．本日，歯の治療をする予定である．予防投与として適切なものを処方せよ．

### 解答・解説

この患者は人工弁が挿入されているため，感染性心内膜炎のハイリスク患者になる．

【処方例】
　ガイドライン（参考文献参照）では，
クリンダマイシン（経口薬）600 mgを手技の1時間前に投与（保険適用外）することを推奨している．
　ペニシリンアレルギーがない場合には，
アモキシシリン　1回2 gを手技の1時間前に投与（保険適用外）．

◆参考文献
1) 「THE SANFORD GUIDE TO ANTIMICROBIAL THERAPY 39th edition」(Gilbert DN, ほか／編), p.172, Antimicrobial Therapy Inc., 2009
翻訳版：「サンフォード感染症治療ガイド2009 39版」, p.271, ライフサイエンス出版, 2009
2) American Heart Association 感染性心内膜炎の予防のガイドライン. Circulation 116：1736-1754, 2007
http://circ.ahajournals.org/cgi/reprint/CIRCULATIONAHA.106.183095（無料ダウンロード可能）
3) 感染性心内膜炎の予防と治療に関するガイドライン 2008年改訂版（日本循環器学会・日本胸部外科学会・日本小児循環器学会・日本心臓病学会合同研究班）
http://www.j-circ.or.jp/guideline/pdf/JCS2008_miyatake_h.pdf

## 第3問

> 67歳男性．既往歴なし．昨日からの突然の発熱と右下肢の痛みを発症し、本日、意識障害のため救急車で来院した．右下肢には発赤がみられ、大きな水泡（15 cm程度のもの）が1つみられる．トキシックショック症候群、壊死性筋膜炎の初期診断（working diagnosis）でマネージメントする場合、どのようにすればよいか．

### 解答・解説

　壊死性筋膜炎のマネージメントでは、**外科的デブリドメントが救命のカギ**である．外科系にコンサルトし、右下肢の切開を緊急で行う．
　また、"A, B, C（airway, breathing, circulation）"で、**気道、呼吸、循環を確保**し、発熱基本検査セットで特に**血液培養2セットは必ず提出**、さらに水泡のグラム染色と培養、または、術中の組織のグラム染色と培養を提出する．原因微生物は、A群溶血連鎖球菌 Group A *Streptococcus* などが多いため、それを中心にカバーしていくが、一般に組織が壊死した壊死性筋膜炎では、グラム陰性菌と嫌気性菌も合わせた二次性の複合菌感染になる状況も考慮が必要である．

【処方例】
　体重50 kg以上、腎機能正常の場合、下記の3剤併用．
・バンコマイシン　1回1 gを12時間ごと（1日2 g）
　（MRSAを考慮し、使用を判断する）
・メロペネム　1回1 gを8時間ごと（1日3 g, 保険用量1日3 g）
・クリンダマイシン　1回600 mgを8時間ごと（1日1,800 mg）

　メロペネムは、イミペネム 1回500 mgを6時間ごと（1日2 g）、または、ピペラシリン・タゾバクタム 1回4.5 gを6時間ごと（1日18 g）でもよい．

ここでのクリンダマイシンの役割は，A群溶血連鎖球菌Group A *Streptococcus* が産生するトキシンの産生を抑制する目的である．トキシンは，タンパク質であるため，クリンダマイシンのタンパク質合成抑制薬としての特徴を生かしている．
　培養の結果と患者の血行動態を総合的に判断し，ディ・エスカレーション（最適治療への変更）を考慮する．壊死性筋膜炎は，診断が遅れると非常に致死率が高い．救命できた場合，抗菌薬での治療は，外科的なデブリドメントと合わせ，4〜6週間以上必要となることが多い．

◆参考文献

1) IDSAの皮膚軟部組織感染のガイドライン．Clin Infect Dis 41：1373-1406, 2005
http://www.journals.uchicago.edu/doi/pdf/10.1086/497143（無料ダウンロード可能）

# Lecture 2 これが必須の知識 〜各抗菌薬の特徴と使い方〜

# 9. テトラサイクリン系抗菌薬

## 重要事項　まず，これだけはおさえよう！

### テトラサイクリン系抗菌薬の特徴を整理しよう！

| | |
|---|---|
| 作用メカニズム | タンパク質合成阻害薬 |
| 作用部位 | リボソーム30Sに作用し，aminoacyl-tRNAの結合を抑制．静菌性抗菌薬 |
| 代表的な耐性メカニズム | 獲得耐性遺伝子 *tet, otr* による抗菌薬の排出，リボソームの突然変異，リボソーム保護タンパク質（ribosomal protection proteins：RPPs）によるリボソームの防御，薬剤の排出ポンプなど |
| 分類 | 第1世代：テトラサイクリン<br>第2世代：ドキシサイクリン・ミノサイクリン<br>第3世代：チゲサイクリン（国内未承認） |
| 注意 | 8歳以下の小児，妊婦・授乳婦には，不可逆性の骨・歯への色素沈着が起こるため，使用不可 |
| 概略図 | |

【タンパク質合成阻害薬】
・アミノグリコシド系抗菌薬
・テトラサイクリン系抗菌薬

### 必ず覚えてほしい テトラサイクリン系抗菌薬と適応微生物

**Point**
- 現在,世界的には,テトラサイクリン系抗菌薬では,ドキシサイクリン,新薬のチゲサイクリンなどがよく使用されている
- 静菌性抗菌薬

**臨床での使用上の注意点**
- 適応微生物は限定されている
- 8歳以下の小児,妊婦・授乳婦には,不可逆性の骨・歯への色素沈着が起こるため使用できない

| 抗菌薬 | 適応微生物 |
|---|---|
| 【経口薬】<br>ドキシサイクリン<br>【経口薬,静脈注射】<br>ミノサイクリン | ・グラム陽性球菌のうち,**メチシリン感受性黄色ブドウ球菌(MSSA)**,肺炎球菌では,耐性化が深刻で臨床上使用できない<br>・腸球菌に関しては,以前,バンコマイシン耐性腸球菌(VRE)の治療薬として使用されたこともあったが,新薬リネゾリドなどが開発されたため,使用は限定されている<br>・**グラム陰性菌では,緑膿菌のカバーなし**.腸内細菌では感受性があればカバーできるが,耐性化は深刻.モラキセラ,インフルエンザ菌のカバーあり<br>・グラム陰性桿菌で,肝硬変などのリスクのある患者に**壊死性筋膜炎**を起こす *Vibrio vulnificus* の第一選択薬のひとつ<br>・嫌気性菌 *Bacteroides fragilis* のカバーなし<br>・マイコプラズマ,クラミドフィラ(*Chlamydophila pneuminae*),クラミジア(*Chlamydia* spp.),レジオネラのカバーあり<br>・リケッチア<br>・Q熱(*Coxiella burnetti*)<br>・メフロキン耐性熱帯熱マラリア(*Plasmodium falciparum*)<br>・ライム病(*Borrelia burgdorfri*)<br>・国内では,ミノサイクリンが,諸外国のドキシサイクリンの使用に準じて使用されているのが現状.カバーできる微生物,疾患はほぼ同等と考えてよい.ミノサイクリンでは高齢者にめまいなどの副作用が出ることがある点がドキシサイクリンと異なる<br>・チゲサイクリンは,ミノサイクリン由来の物質 |

テトラサイクリンは現在,臨床現場でほとんど使用されないため,割愛する.スペクトラムはドキシサイクリンとほぼ同じである.

## 1 作用メカニズム

　　p.25 図1,p.140 概略図参照.リボソーム30Sに作用し,aminoacyl-tRNAの結合を抑制.静菌性抗菌薬.

## 2 分類と特徴

本書では下記のように分類する．公式な分類ではない．
- ・第1世代：テトラサイクリン（経口薬）
- ・第2世代：ドキシサイクリン（経口薬），ミノサイクリン（経口薬，静脈注射）
- ・第3世代：チゲサイクリン（静脈注射，2012年国内承認）

現在，臨床現場ではテトラサイクリンは使用することがほとんどないため，詳細は割愛する．

### 1）ドキシサイクリン（経口薬）とミノサイクリン（経口薬，静脈注射）

グラム陽性菌のカバーは**溶血連鎖球菌，肺炎球菌**などであるが，ともに耐性化が進行している．**メチシリン感受性黄色ブドウ球菌（MSSA）の治療薬としては原則使用できない**．腸球菌では，バンコマイシン耐性腸球菌（VRE）に対して使用されていたが，現在では，新薬リネゾリドが使用できる．

グラム陰性菌では，モラキセラ，インフルエンザ菌のカバーが主体．腸内細菌のカバーには使用できない．緑膿菌のカバーはなし．嫌気性菌 *Bacteroides fragilis* のカバーなし．

現在，ドキシサイクリン・ミノサイクリンの臨床上での主な使用は，下記の微生物である（表1）．

**表1　ドキシサイクリン・ミノサイクリンの臨床上での主な使用**

- ・マイコプラズマ，クラミドフィラ（*Chlamydophila pneuminae*），レジオネラなどによる非定型肺炎
- ・*Vibrio vulnificus* の第一選択薬のひとつ
- ・クラミジア（*Chlamydia* spp.）などによる性行為感染症
- ・リケッチア
- ・Q熱（*Coxiella burnetti*）
- ・メフロキン耐性熱帯熱マラリア（*Plasmodium falciparum*）の予防，治療〔キニン（quinine）との併用〕
- ・ライム病（*Borrelia burgdorfri*）
- ・ブルセラ症（*Brucella* spp.）
- ・猫引っかき病（*Bartonella henselae*）など

ドキシサイクリンもミノサイクリンも，腎機能による調節が不要である（ちなみにテトラサイクリンは，腎機能による調節が必要である）．

炭疽菌によるバイオテロリズムの際には，曝露後予防薬のひとつとして，ドキシサイクリンが推奨されていた．ミノサイクリンは，**ST合剤にアレルギーのある患者**の**ノカルジア**の治療薬のひとつである．

ほかの抗菌薬の開発が進んできたことから，テトラサイクリン系抗菌薬の使用は限定されてきている．**βラクタム系抗菌薬にアレルギーの患者の代替薬**としての位置づけもある．

### 2）（参考まで）チゲサイクリン（静脈注射，2012年国内承認）

第2世代のテトラサイクリン系抗菌薬，ドキシサイクリン・ミノサイクリンの耐性メカニズムを克服した抗菌薬で，広域抗菌薬のひとつである．つまり，リボソーム保護タンパク質（RPPs）や抗菌薬の排出ポンプによる耐性メカニズムを克服している．

**多剤耐性グラム陽性球菌**で，**メチシリン耐性黄色ブドウ球菌（MRSA）**，**バンコマイシン耐性腸球菌（VRE）**，**ペニシリン耐性肺炎球菌（PRSP）**などがカバーできる．グラム陰性菌では，**緑膿菌とProteusをのぞく腸内細菌はカバーできる**．嫌気性菌 Bacteroides fragilis のカバーあり．

## 3 使用上の注意

### 1）国内保険適用

表2にテトラサイクリン系抗菌薬の国内保険適用量を，表3に諸外国での一般的な使用量を示す．

表2　国内保険適用量（成人，腎機能による調節不要）

| | |
|---|---|
| ドキシサイクリン | 経口薬：初日は1回100 mgを1日2回，<br>　　　　その後，1日1回（1日100 mg） |
| ミノサイクリン | 経口薬：1回100 mgを1日2回（1日200 mg）<br>静脈注射：1回100 mgを1日2回（1日200 mg） |

表3　諸外国での一般的使用量（参考まで）

| | |
|---|---|
| ドキシサイクリン | 経口薬：1回100 mgを1日2回（1日200 mg）<br>静脈注射：1回100 mgを1日2回（1日200 mg） |
| ミノサイクリン | 経口薬：1回100 mgを1日2回（1日200 mg）<br>（諸外国では，静脈注射でチゲサイクリンが使用できるため，ミノサイクリンの静脈注射は市場から消失） |

### 2）使用を避けるべき患者

妊婦，授乳婦，こども（8歳以下）では，不可逆性の骨や歯の色素沈着が起こるため，使用しない．

## 4 副作用

代表的な副作用には，吐き気，**日光過敏症**が挙げられる．日光過敏症は，患者に伝えておくこと．特にドキシサイクリンで，クロロキン耐性のマラリア予防する場合など，途上国での日焼けに留意．

稀に偽性脳腫瘍（Pseudotumor cerebri）が起こることもある．高齢者では，ミノサイクリンで，**前庭障害によるめまい**などがあるため，夜の服用では**転倒などに注意**する．

# Lecture2-9 ● テトラサイクリン系抗菌薬
## 演習問題 | 問題編

### ☑ 第 1 問

55歳男性．ヘビースモーカー．慢性閉塞性肺疾患（COPD）あり．4日間の発熱と咳で来院した．身体所見で，発熱39℃，右下肺に断続性ラ音（crackle）が聞こえる．胸部X線で，右下肺に浸潤影が判明し，右下肺の市中肺炎として治療することになった．どのような処方例があるか．

### ☑ 第 2 問

78歳女性．田舎の森のなかで作業をしていた．3日前から発熱し，頭痛がする．右足にダニにかまれたような跡があり，入院時の診断としてツツガムシ病を想定した．このとき，どのような抗菌薬が使用できるか．

*memo*

# Lecture2-9
## 演習問題　解答編

### 第1問

> 55歳男性．ヘビースモーカー．慢性閉塞性肺疾患（COPD）あり．4日間の発熱と咳で来院した．身体所見で，発熱39℃，右下肺に断続性ラ音（crackle）が聞こえる．胸部X線で，右下肺に浸潤影が判明し，右下肺の市中肺炎として治療することになった．どのような処方例があるか．

### 解答・解説

　　Lecuture2-2 演習問題 第3問（p.62），Lecuture2-6 演習問題 第2問（p.118）も参照．

　　肺炎球菌，モラキセラ，インフルエンザ菌，マイコプラズマ，クラミドフィラ，レジオネラなど，市中肺炎の6つの原因微生物をカバーする抗菌薬を使用する．さらに，COPDの既往歴があり，治療歴が明確でないが，入院歴などがあれば，緑膿菌 Pseudomonas aeruginosa のカバーも考慮する．

**【処方例】**
　　体重50 kg以上，腎機能正常の場合，下記の2剤併用．

**A）緑膿菌をカバーしない場合**

① セフトリアキソン 1回1 gを12時間ごと，
　または，1回2 gを24時間ごと（ともに1日2 g）
　＋（併用）
　ミノサイクリン 1回 100 mgを静脈注射で12時間ごと（1日200 mg），
　または，アジスロマイシン（経口薬）1回500 mgを1日1回（3日間のみ）

② セフトリアキソンの代わりに，緑膿菌をカバーしない場合
　アンピシリン・スルバクタム 1回3 gを6時間ごと（1日12 g，保険用量は1日12 g，2012年承認）
　＋（併用）
　ミノサイクリン 1回 100 mgを静脈注射で12時間ごと（1日200 mg），
　または，アジスロマイシン（経口薬）1回500 mgを1日1回（3日間のみ）

**B）緑膿菌をカバーする場合**

① セフェピム 1回1 gを12時間ごと（1日2 g）
　＋（併用）
　ミノサイクリン 1回 100 mgを静脈注射で12時間ごと（1日200 mg），
　または，アジスロマイシン（経口薬）1回500 mgを1日1回（3日間のみ）

② セフェピムの代わりに，緑膿菌をカバーする場合
　ピペラシリン・タゾバクタム 1回4.5 gを6時間ごと（1日18 g）
　＋（併用）
　ミノサイクリン 1回 100 mgを静脈注射で12時間ごと（1日200 mg），
　または，アジスロマイシン（経口薬）1回500 mgを1日1回（3日間のみ）

> **注意**
> 非定型肺炎のカバーについては議論があるところであるが，入院時に一緒に治療することでの患者の不利益は少ないと考えられる．

◆参考文献

1）IDSAの市中肺炎のガイドライン．Clin Infect Dis 44：S27-S72, 2007
http://www.journals.uchicago.edu/doi/pdf/10.1086/511159（無料ダウンロード可能）

## 第2問

> 78歳女性．田舎の森のなかで作業をしていた．3日前から発熱し，頭痛がする．右足にダニにかまれたような跡があり，入院時の診断としてツツガムシ病を想定した．このとき，どのような抗菌薬が使用できるか．

### 解答・解説

ツツガムシ病は，第一選択薬がテトラサイクリン系抗菌薬である．

【処方例】
入院治療する場合，
ミノサイクリン 1回100 mg，静脈注射で12時間ごと（1日200 mg）が処方できる．

Lecture 2 これが必須の知識 〜各抗菌薬の特徴と使い方〜

# 10. メトロニダゾール

**重要事項** まず，これだけはおさえよう！

### メトロニダゾールの特徴を整理しよう！

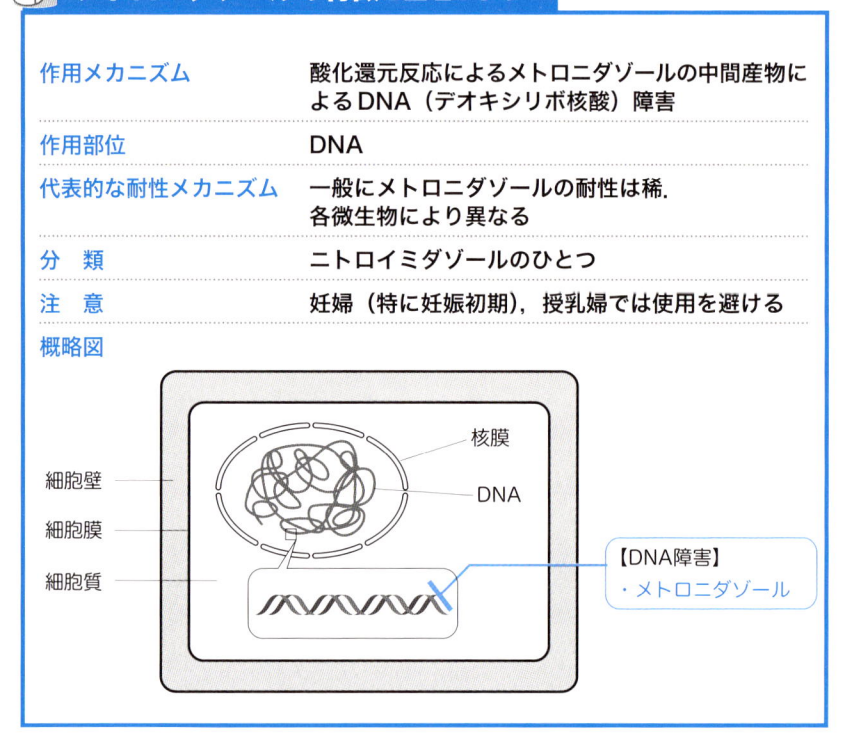

| | |
|---|---|
| 作用メカニズム | 酸化還元反応によるメトロニダゾールの中間産物によるDNA（デオキシリボ核酸）障害 |
| 作用部位 | DNA |
| 代表的な耐性メカニズム | 一般にメトロニダゾールの耐性は稀．各微生物により異なる |
| 分類 | ニトロイミダゾールのひとつ |
| 注意 | 妊婦（特に妊娠初期），授乳婦では使用を避ける |
| 概略図 | |

細胞壁
細胞膜
細胞質

核膜
DNA

【DNA障害】
・メトロニダゾール

> **必ず覚えてほしい メトロニダゾールと適応微生物**

**Point**
- □ 現在，世界的には，静脈注射，経口薬とも広く使用されている

**臨床での使用上の注意点**
- □ 嫌気性菌 *Bacteroides fragilis* の第一選択薬
- □ *Clostridium difficile* 感染（CDI）の第一選択薬
- □ 国内では経口薬のみ承認
- □ 妊婦（特に妊娠初期），授乳婦では使用を避ける
- □ 髄液移行性はよい
- □ 生物学的利用率は，ほぼ100％である

| 抗菌薬 | 適応微生物 |
| --- | --- |
| 【経口薬】<br>メトロニダゾール | ・基本的に，嫌気性菌 *Bacteroides fragilis* の第一選択薬．そのほかの嫌気性菌全般のカバーもあり．*Fusobacterium*, *Closridium*, *Prevotella*, 嫌気性のグラム陽性菌 *Peptostreptococcus* など<br>・嫌気性菌以外のグラム陽性菌，グラム陰性菌のカバーはなし<br>・*Clostridium difficile* 感染（CDI）の第一選択薬<br>・ピロリ菌の除菌の併用薬のひとつ<br>・寄生虫の治療薬：アメーバ赤痢，トリコモナス，ジアルジアなど<br>・細菌性腟症（bacterial vaginosis）の治療薬（*Gardnerella vaginalis* などを対象） |

## 1 作用メカニズム

P.25 図1，P.148 概略図参照．メトロニダゾールの中間産物によるDNA障害．

## 2 分類と特徴

メトロニダゾールはニトロイミダゾール化合物のひとつで，これにはメトロニダゾール，チニダゾールなどが含まれる．ニトロイミダゾール化合物は，主に嫌気性菌と寄生虫に対する抗菌薬として使用されてきた．

メトロニダゾール（経口薬）は，基本的に，**嫌気性菌 *Bacteroides fragilis* の第一選択薬**として，世界的には広く使用されている．諸外国では，静脈注射薬があり，**腹腔内感染，脳膿瘍，そのほか嫌気性菌を含む複合菌感染症**に頻繁に使用される抗菌薬のひとつである．

そのほか，下記の例のような嫌気性菌全般のカバーもあり．
- *Fusobacterium*
- *Closridium*
- *Prevotella*
- 嫌気性のグラム陽性菌 *Peptostreptococcus* など

嫌気性菌以外のグラム陽性菌，グラム陰性菌のカバーはなし．

また，メトロニダゾールは，*Clostridium difficile* 感染（Clostridum difficile infection：CDI）の第一選択薬である．CDIに対するメトロニダゾールの使用は世界的には確立した標準的治療であり，国内では2011年に保険承認された．特に，バンコマイシン耐性腸球菌（VRE）の発生の防止の観点から，これまでバンコマイシン経口薬は，第一選択薬ではなく，メトロニダゾールの代替薬としての位置づけであった．しかしながら，この数年ほど前から北米，ヨーロッパなどで，ICU管理や大腸全摘出術を要したり，または致死的になるような病原性の非常に高い *Clostridium difficle* 株（NAP1/BI/027）が蔓延したため，重症例などでは，バンコマイシン経口薬を第一選択薬として使用することが推奨され始めた[1]．

### ◆参考文献

[1] Kelly CP, et al. *Clostridium difficile* -More difficult than ever. N Engl J Med 359：1932-1940, 2008

そのほか，一般的に臨床でよく使用される適応微生物としては下記がある．
- **ピロリ菌（*Helicobacter pylori*）の除菌の併用薬のひとつ**
- **寄生虫の治療薬：アメーバ赤痢，トリコモナス，ジアルジア**など
- **細菌性腟症（bacterial vaginosis）の治療薬（*Gardnerella vaginalis* などを対象）**

2011年に，腟トリコモナス症とピロリ菌に加え，嫌気性菌，CDI，アメーバ赤痢，ランブル鞭毛虫に保険承認となった．CDIの治療では，バンコマイシンの経口薬が4,000円程度かかるのに比べ，メトロニダゾールは数百円のコストで済み，医療経済学的にも有益な診療が可能となった．今後も，世界的にも標準的な診療を実現するため，静脈注射薬の承認などを持続的に求めていく必要がある．

## 3 使用上の注意

### 1）国内保険適用

表1にメトロニダゾールの国内保険適用量を，表2に諸外国での一般的な使用量を示す．

**表1　国内保険適用量（成人，腎機能正常な場合）**

| メトロニダゾール | 経口薬：1回250〜750 mgを1日2〜4回（1日最大2,250 mg） |
| --- | --- |

**表2　諸外国での一般的使用量（参考まで）**

| メトロニダゾール | 経口薬：1回250〜750 mgを6〜12時間ごと<br>　　　　（1日500〜3,000 mg）<br>静脈注射：1回250〜750 mgを6〜12時間ごと<br>　　　　（1日500〜3,000 mg） |
| --- | --- |

### 2）使用を避けるべき患者

妊婦（特に妊娠初期），授乳婦では使用を避けること〔巻末付録3（p.198〜p.200）を参照のこと〕．

### 3）生物学的利用率（bioavailability）

メトロニダゾールは，**生物学的利用率が100％**であり，非常に吸収がよい抗菌薬のひとつである．消化管が正常に動いている患者では，静脈注射でも経口薬でもほぼ同等の有効性が期待できる．

### 4）併用薬の注意

メトロニダゾールを服用中は，**アルコールの摂取は控えること**．いわゆるアルコールの悪酔いのようにひどく酔っ払う可能性がある．

また，**フェニトイン，フェノバルビタール**などの抗けいれん薬，**シクロスポリン，ワーファリン**などで相互作用があるため，メトロニダゾールの投与開始前には，併用薬に特に注意する．メトロニダゾールは，上記のいずれの薬も，その濃度を上昇させる．

◆参考文献

1）「THE SANFORD GUIDE TO ANTIMICROBIAL THERAPY 39th edition」（Gilbert DN, ほか / 編），p.196, Antimicrobial Therapy Inc., 2009
　翻訳版：「サンフォード感染症治療ガイド2009 39版」，p.303, ライフサイエンス出版, 2009

## 4 副作用

　一般に，患者には副作用の少ない抗菌薬のひとつ．妊婦，授乳婦には使用を避ける．吐き気，**味覚変化（dysgeusia），アルコールとの併用で"悪酔い"**，そのほかに，頭痛，苛立ち，稀に，痙攣，末梢神経障害などがみられる．

## Lecture2-10 メトロニダゾール
# 演習問題 | 問題編

### ☑ 第 1 問

64歳女性．右大腿部の骨折で入院中．昨日手術で，髄内固定術を行った．術後3日目から水様性の下痢が1日20回近く起こっている．便の *Clostridium difficile* トキシン A/B の検査を提出したところ，陽性であった．治療を開始せよ．

### ☑ 第 2 問

28歳男性．会社員．夏休みにケニアを2カ月旅行した．旅行中から水様性の下痢があった．ときおり血液も混じっていた．1週間前に帰国し，クリニックを受診．マラリアなどの検査は陰性であった．そのとき，旅行者下痢症としてレボフロキサシン1回500 mgを1日1回で3日間治療した．初診時の便培養は腸内細菌以外は陰性であった．本日，下痢が治らないため，同じクリニックを受診した．どのようにマネージメントするのがよいか．

*memo*

## Lecture2-10
# 演習問題　解答編

### 第1問

> 64歳女性．右大腿部の骨折で入院中．昨日手術で，髄内固定術を行った．術後3日目から水様性の下痢が1日20回近く起こっている．便のClostridium difficile トキシンA/Bの検査を提出したところ，陽性であった．治療を開始せよ．

#### 解答・解説

【処方例】
　メトロニダゾール　1回500 mgを1日3回（1日1,500 mg，2011年保険承認），
または，
バンコマイシン（経口薬）1回125 mgを1日4回（1日500 mg，保険適用）．

　経口薬のバンコマイシンは，一般的に消化管からは吸収されないと考えてよいため，腎機能による調整は不要．

【感染管理面】
　一般に，入院患者で下痢のある患者は，感染管理が必要である（**標準予防策に加え，接触感染予防策が必要**）．

　Clostridium difficile トキシンA/B陽性で下痢症状がある患者では，院内でアウトブレイクが多発することが知られているため，厳格な感染管理対策が必要である．標準予防策に加え，接触感染予防策が適用になり，個室管理が望ましい．患者ケアに際しては，ガウン，手袋の着用を行う．またClostridium difficile は，芽胞（spore）を形成するため，**アルコール抵抗性**である．アルコールの消毒薬では手指消毒できないため，**患者ケアの前後で水道水で手洗い**して，芽胞を洗い流すこと．

### 第2問

> 28歳男性．会社員．夏休みにケニアを2カ月旅行した．旅行中から水様性の下痢があった．ときおり血液も混じっていた．1週間前に帰国し，クリニックを受診．マラリアなどの検査は陰性であった．そのとき，旅行者下痢症としてレボフロキサシン1回500 mgを1日1回で3日間治療した．初診時の便培養は腸内細菌以外は陰性であった．本日，下痢が治らないため，同じクリニックを受診した．どのようにマネージメントするのがよいか．

## 解答・解説

Lecture2-6 演習問題 第1問（p.117）も参照．

【対応例】
　この場合，28歳男性で既往歴のない患者の，遷延する下痢の鑑別診断になる．感染症 vs. 非感染症で，鑑別診断を立て直す必要がある．

　感染症の場合，ケニアへの旅行歴で，旅行者下痢症としての治療は一度終了しているにもかかわらず，下痢が遷延しているのは，1つは，レボフロキサシンに耐性の細菌：病原性大腸菌 Enterotoxigenic E. coli（ETEC），Entero-aggravative E. coli（EAEC），サルモネラ菌，赤痢菌，カンピロバクターなどの可能性が考えられる．

　または，レボフロキサシンで治療できていない微生物（例：ジアルジア，アメーバ赤痢など）の可能性も考えられる．また，非感染性の下痢では，炎症性腸疾患（IBD），低栄養（malnutrition）なども考慮．

　診療プランとして，便の培養を再検し，上記細菌が検出されれば，感受性検査をする．便の虫卵の検査も提出する．

【処方例】
　抗菌薬として，旅行者下痢症のニューキノロン系抗菌薬耐性の微生物を考慮し，アジスロマイシン 1回500 mgを1日1回，3日間を使用し，経過をみる（保険適用外）．

　あるいは，ジアルジア，アメーバ赤痢などが便検査で顕微鏡下で見えないか確認．アメーバ赤痢は血清抗体（肝膿瘍がない場合，感度は低くなる）の提出が可能である．

【処方例】
　メトロニダゾール 1回500 mg を1日3回（1日1,500 mg）などで治療開始．10日間の投与をして経過観察する．
　治療は，アメーバ赤痢では，
メトロニダゾール 1回500〜750 mgを1日3回
（1日1,500〜2,250 mg）を10日間．
ジアルジアでは，
メトロニダゾール 1回250 mgを1日3回（1日750 mg）を5日間．

　上記の感染性腸炎でなく，非感染性の場合，下痢が遷延すれば，大腸内視鏡なども考慮する．以上は対応例であり，現場では患者の症状および重症度や希望なども考慮しながら，判断していくことが必要である．

◆参考文献
1)「THE SANFORD GUIDE TO ANTIMICROBIAL THERAPY 39th edition」（Gilbert DN, ほか／編），p.125, Antimicrobial Therapy Inc., 2009
　翻訳版「サンフォード感染症治療ガイド2009 39版」，p.206, ライフサイエンス出版, 2009

## Lecture 2 これが必須の知識 〜各抗菌薬の特徴と使い方〜

# 11. ST合剤

**重要事項** まず，これだけはおさえよう！

### 💊 ST合剤の特徴を整理しよう！

| | |
|---|---|
| ST合剤とは | ・サルファメソキサゾール（sulfamethoxazole）とトリメトプリム（trimethoprim）の合剤<br>・トリメトプリムとサルファメソキサゾールが，1：5の比で配合（80/400 mgの錠剤，静脈注射薬） |
| 作用メカニズム | 細菌の葉酸（folic acid）の代謝阻害 |
| 作用部位 | ・サルファメソキサゾール：葉酸代謝酵素のひとつであるテトラヒドロプテロイン酸合成酵素の阻害<br>・トリメトプリム：葉酸代謝酵素のひとつであるジヒドロ葉酸還元酵素の阻害 |
| 代表的な耐性メカニズム | サルファメソキサゾール，トリメトプリムそれぞれで起こるが，まとめると，<br>・突然変異<br>・染色体，またはプラスミドによる細胞壁の透過性変化<br>・葉酸代謝物のPABA（パラアミノ安息香酸）や作用部位の酵素（ジヒドロ葉酸還元酵素）の過剰産生<br>などによる |
| 分類 | なし |

## 概略図

パラアミノ安息香酸（PABA）

テトラヒドロプテロイン酸合成酵素 ← サルファメソキサゾールが阻害

↓

ジヒドロ葉酸（Dihydrofolic acid）

ジヒドロ葉酸還元酵素 ← トリメトプリムが阻害

↓

テトラヒドロ葉酸（Tetrahydrofolic acid）

↓

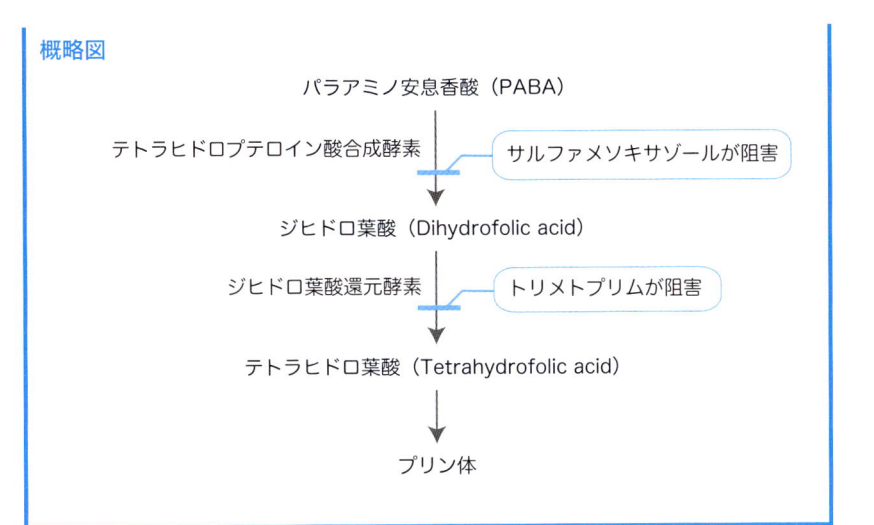

プリン体

## 必ず覚えてほしい ST合剤の特徴と適応微生物

**Point**
- 世界的に耐性化が進行し，先進国では適応微生物は限定されている
- 途上国では，広域抗菌薬としての役割も残されている

**臨床での使用上の注意点**
- 組織移行性はよく，特に前立腺，骨，髄液移行性はよい
- アレルギーに注意する
- 使用時は，電解質（特にカリウム），腎機能を慎重にモニターする
- 骨髄抑制に注意する
- 妊婦・授乳婦への使用は避ける

### 特徴
- グラム陽性菌では，メチシリン耐性黄色ブドウ球菌（MRSA）に対して，例外的に経口治療薬として使用することあり
- グラム陰性菌では緑膿菌のカバーなし，欧米では安価なので，腸内細菌 *E. coli* などに対して，尿路感染症に使用されてきた
- 嫌気性菌 *Bacteroides fragilis* のカバーなし

### 主に適応となる微生物
- ニューモシスティス（*Pneumocystis jiroveci*）の第一選択薬（治療と予防に使用）
- カルバペネム系耐性のグラム陰性桿菌 *Stenotrophomonas maltophilia* の第一選択薬
- ノカルジア
- トキソプラズマ

## 1 作用メカニズム

p.157 概略図参照．サルファメソキサゾールは葉酸代謝酵素のひとつ，テトラヒドロプテロイン酸合成酵素（tetrahydropteroic acid synthetase）を阻害し，トリメトプリムは葉酸代謝酵素のひとつ，ジヒドロ葉酸還元酵素（dihydrofolate reductase）を阻害する．ST合剤は，この2剤を合わせて使用することで，**細菌の葉酸代謝の2つのステップを同時に阻害する**ことになり，それにより，抗菌薬の併用の**相乗効果**（synergy，p.32参照）を達成することができる．そのため，通常，併用薬（合剤）として使用している．

## 2 分類と特徴

分類はなし．ST合剤は，サルファメソキサゾール（sulfamethoxazole）とトリメトプリム（trimethoprim）の合剤である．**トリメトプリムとサルファメソキサゾールが，1：5の比で配合**されている（80/400 mgの錠剤，静脈注射薬）．

通常，80/400 mg の製剤を「Single strength（SS）」，その2倍の160/800 mg の製剤を「Double strength（DS）」と表示する．諸外国では，通常，経口薬はSS，DSで表示されることが多いので，英語文献などを読む際の知識として知っておくとよい．

また，ST合剤の静脈注射をオーダーする場合は，**トリメトプリムの量でオーダーする**．トリメトプリム分をmg/kgで表示すると，自動的に，配合薬のサルファメソキサゾールは決まってくる．

ST合剤（経口薬，静脈注射薬）は古い抗菌薬のひとつで，途上国では広域抗菌薬として使用されている．現在，耐性化が進行し，先進国ではかつて下記の適応があったが，現在では使用することは減ってきている．

参考までに，グラム陽性菌〔メチシリン感受性黄色ブドウ球菌（MSSA），メチシリン耐性黄色ブドウ球菌（MRSA），溶血連鎖球菌，肺炎球菌〕に使用されてきた．腸球菌は基本的に耐性である．グラム陰性菌も，腸内細菌 *E. coli* などを中心にカバー．細菌性腸炎を起こす菌で，サルモネラ菌，赤痢菌，カンピロバクターなどにも使用されてきた．緑膿菌のカバーなし．嫌気性菌 *Bacteroides fragilis* のカバーなし．

**【臨床上，重要な適応微生物で，研修医必須の知識】**
- ニューモシスティス（*Pneumocystis jeroveci*）の第一選択薬（治療と予防に使用）
- カルバペネム系耐性のグラム陰性桿菌 *Stenotrophomonas maltophilia* の第一選択薬
- ノカルジア
- トキソプラズマ

　特に，入院患者でニューモシスティス，*Stenotrophomonas maltophilia*，ノカルジアなどが確認された場合は，静脈注射での治療をまず開始するのが原則である．ST合剤では溶解液が多いため，患者に点滴される補液の量が大量となるが，インとアウトのバランスを考慮しながら使用することに留意する．

　また，アドバンスト知識として，そのほかの適応微生物を下記に挙げたので，成書なども合わせて参照していただきたい．

**【適応微生物のアドバンスト知識】**
- 多剤耐性のグラム陰性桿菌 *Burkholderia cepacia*（セパシア菌）
- リステリアの治療で，ペニシリンアレルギー患者の代替薬
- ウイップル病（Whipple disease，原因菌は *Tropheryma whippelii*）の第一選択薬
- 寄生虫のアイソスポラ，シクロスポラの第一選択薬
- 非結核性抗酸菌 non-tuberculosis *Mycobacterium* で適応になる菌種あり（*Mycobacterium kansasii*，*Mycobacterium marinum*，*Mycobacterium scrofulaceum*）

など

## 3 使用上の注意

### 1）国内保険適用

　表1にST合剤の国内保険適用量を，表2に諸外国での一般的な使用量を示す．

表1　国内保険適用量（成人，腎機能正常な場合）

| ST合剤 | 経口薬（バクタ®，バクトラミン®）：1回SS2錠を1日2回（1日SS 4錠）<br>静脈注射（バクトラミン®）：15〜20 mg/kg/dayを3回に分割投与 |
| --- | --- |

SS：single strength（80/400 mg，トリメトプリム80 mg・サルファメソキサゾール 400 mg）

**表2　諸外国での一般的使用量（成人で腎機能正常な場合）**

| ST合剤 | 経口薬：1回DS 1〜2錠を1日2〜3回<br>　　　　（1日最大DS 2錠を3回，DS 6錠）<br>静脈注射：トリメトプリムで5〜20 mg/kg/dayを6〜12時間ごと<br>　　　　に分割投与<br>ニューモシスティスの治療では，最大量を使用する．<br>静脈注射では1日15〜20 mg/kg/day，経口薬ではDS 2錠を1日3回（1日DS 6錠） |
|---|---|

DS：double strength（160/800 mg，トリメトプリム160 mg・サルファメソキサゾール 800 mg）

### 2）使用を避けるべき患者

**妊婦，授乳婦への使用は基本的に避ける**．小児には使用できる．ただし，授乳婦への使用は，巻末付録3（p.198〜200）も参照のこと．製造元と米国小児学会（AAP）では見解の相違がある．

### 3）生物学的利用率（bioavailability）と組織移行性

**ST合剤も生物学的利用率がよいことで知られている**．消化管が正常に動いている患者では，経口薬も静脈注射と同様の効果が期待できる．

組織移行性はさまざまな臓器に，広く分布することが知られているが，**前立腺，骨，髄液には非常に移行性がよい**．髄液移行性では，血中濃度の40％程度が移行する（比較：$\beta$ラクタム系では，髄液移行性がある抗菌薬でも炎症を起こした髄膜という条件下で，血中濃度の15〜20％程度である）．

また，腎臓代謝であるため，腎機能による用量調整が必要である．

## 4 副作用

発熱，発疹，TypeⅠアレルギー，スティーブンス・ジョンソン症候群（Stevens-Johnson syndrome）などの頻度が相対的に高い抗菌薬である．**アレルギー歴は確実に取っておくこと．特にHIV患者におけるST合剤のアレルギーは，HIV以外の患者に比べて高率なので注意が必要である**．長期使用により，ヒトにおいても葉酸の利用障害が起こり，巨核球性骨髄になる場合がある．**骨髄抑制**により，白血球，赤血球，血小板の減少がみられることがある．

そのほか，**高カリウム血症，腎機能障害，間質性腎炎**などが起こることがある．BUNは正常で，クレアチニンの値のみ上昇することもある（尿細管でのクレアチニンの再吸収による）．

> **注意**
> 
> 使用中の注意として,腎機能,電解質(特にカリウム)のモニターを慎重に行う.長期使用では,血球,血小板のモニターも忘れずに.

### ◆読みやすいST合剤の総説文献

1) 細川直登:ST合剤およびテトラサイクリンの使い方.抗菌薬適正使用生涯教育テキスト(日本化学療法学会/編), p.136-145, 2008
   ※amazonでは購入できません.
   学会の購入サイト http://www.chemotherapy.or.jp/journal/pub/index.html#syogai)

## Lecture2-11 ● ST合剤
# 演習問題 | 問題編

## ☑ 第 1 問

25歳男性．ホモセクシャル．HIV陽性で，CD4が120/mm$^3$．今回，肺炎で入院し，ニューモシスティス肺炎の確定診断がついた．この場合，どのような抗菌薬を処方すればよいか．

## ☑ 第 2 問

34歳女性．既往歴なし．手術中の組織・膿培養により，ノカルジアによる小脳膿瘍の確定診断がついた．第一選択薬を処方せよ．

## ☑ 第 3 問

89歳女性．何度も入退院をくり返し，現在自宅で長期臥床中である．認知症あり．この度，尿路感染で入院した．尿検査で白血球多数，尿培養および血液培養2セットから，グラム陰性桿菌の *Stenotrophomonas maltophilia* が検出された．これまでセフェピム1回1 gを12時間ごと（1日2 g）を使用していた．体重50 kg，腎機能正常とする場合，最適治療に変更せよ．

*memo*

## Lecture2-11
# 演習問題 解答編

## 第 1 問

> 25歳男性．ホモセクシャル．HIV陽性で，CD4が120/mm³．今回，肺炎で入院し，ニューモシスティス肺炎の確定診断がついた．この場合，どのような抗菌薬を処方すればよいか．

### 解答・解説

HIV患者のニューモシスティス肺炎の治療では，第一選択薬はST合剤である．治療期間は3週間が標準である．その後，CD4が200/mm³以上になるまで，予防投与が必要である．

【処方例】
体重50 kg以上，腎機能正常の場合，
ST合剤 トリメトプリムで最大量15～20 mg/kg/dayを6時間ごとに分割投与．

また，患者の酸素化が低下している場合，room airで，$PaO_2$が70 mmHg以下などでは，ステロイド使用の適応があり，3週間で漸減使用（tapering）する．

予防投与ではST合剤 SS錠（1～2錠）を1日1回投与する．

> **注 意**
> HIV患者の場合，ST合剤へのアレルギーに注意する．ST合剤にアレルギーがある場合，「ペンタミジン 4 mg/kgを24時間ごと」が適応になる（腎機能障害，電解質のK，Mgに要注意．急性膵炎にも注意する）．

◆ニューモシスティス肺炎の参考文献
1）Thomas CF, et al. Pneumouptis pneumonia. N Engl J Med 350：2487-2489, 2004

## 第 2 問

> 34歳女性．既往歴なし．手術中の組織・膿培養により，ノカルジアによる小脳膿瘍の確定診断がついた．第一選択薬を処方せよ．

## 解答・解説

一般に，脳膿瘍の治療では，髄膜炎に対応した用量を使用する．

【処方例】
体重50 kg以上，腎機能正常の場合，
ST合剤 トリメトプリムで最大量 15～20 mg/kg/dayを6時間ごとに分割投与．
ST合剤にアレルギーがある場合は，別のオプションで，
セフトリアキソン1回2gを12時間ごと（1日4g）．

一般に，脳膿瘍の治療期間は，6～8週間以上かかる．画像上，膿瘍が消失するまで治療を継続する．

> **注意**
> ミノサイクリンはST合剤にアレルギーがある患者のノカルジア治療の選択薬のひとつであるが，髄液移行性が保証されていないため，単剤での使用は望ましくない．

## 第3問

> 89歳女性．何度も入退院をくり返し，現在自宅で長期臥床中である．認知症あり．この度，尿路感染で入院した．尿検査で白血球多数，尿培養および血液培養2セットから，グラム陰性桿菌の *Stenotrophomonas maltophilia* が検出された．これまでセフェピム1回1gを12時間ごと（1日2g）を使用していた．体重50 kg，腎機能正常とする場合，最適治療に変更せよ．

## 解答・解説

グラム陰性桿菌の *Stenotrophomonas maltophilia* はカルバペネム系耐性で，第一選択薬は，ST合剤である．ST合剤は重症度に応じて用量設定する．

【処方例】
トリメトプリム分の計算で，10～15 mg/kg/dayを6時間ごとに分割投与．最大量は，15～20 mg/kg/dayである．

体重50 kg，トリメトプリム分10 mg/kg/dayで計算すると，
1日分500 mg/dayを6時間ごとに分割，
1回125 mgを6時間ごとに投与，となる．

治療期間は菌血症を伴う尿路感染であるため，最低2週間である．

# いざ実践！CaseStudy

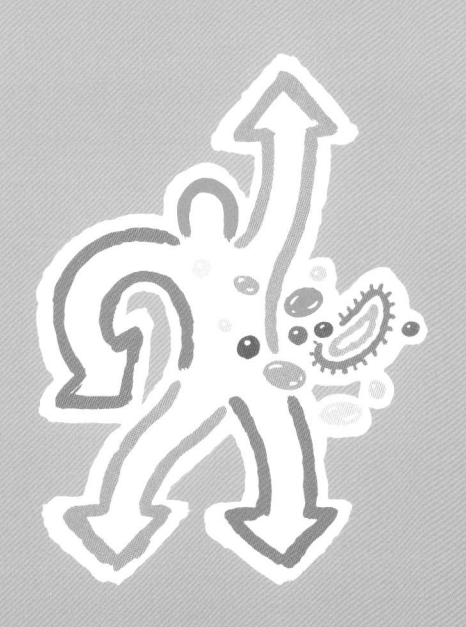

## Case Study に取りくむ前に

まず，抗菌薬を使用する際の思考プロセスを復習していただきたい．Lecture1-1の表1（p.11）を再掲する．

**表　抗菌薬を使用する際の思考プロセス（以下，感染症の思考プロセス）**

| | |
|---|---|
| Step 1 | 詳細かつ必要十分な医療面接と身体所見 |
| Step 2 | 体系的かつ網羅的な鑑別診断を挙げる．<br>感染症診療では，さらにこの段階で微生物学的な鑑別診断を挙げる |
| Step 3 | 微生物学的な確定診断をつけるための検査<br>（培養，抗体検査，抗原検査，PCRなど）を行う |
| Step 4 | **初期治療**（presumptive therapy（empirical therapy））を開始する |
| Step 5 | 検査結果を解釈し，培養結果と感受性を確認する |
| Step 6 | 上記の培養結果と感受性に基づき，<br>抗菌薬を**最適治療**（definitive therapy（specific therapy））**に変更する**〔ディ・エスカレーション（**De-escalation**）という〕．<br>感染部位と原因微生物により投与期間を決める |
| Step 7 | 必要に応じ，ワクチン接種，二次予防などを行う |

この原則に基づいて思考していく．実際の症例では，考えるときのポイントがいくつかあるので，それもあわせて解説したい．Step 2の鑑別診断を挙げる作業が非常に重要であることはいうまでもない．**感染症の診療では，微生物として何を想定するかが大事である**．微生物を想定するときに重要な情報となるのが，以下の4つである．

① **感染症の種類**：市中感染なのか，医療関連感染なのか
② **患者の免疫状態**：免疫不全のある患者なのか，免疫不全のない患者なのか
③ **感染部位**：どこの臓器の感染なのか
④ **原因微生物**：想定する微生物は何か

> **注意**
>
> Case Studyの処方例の抗菌薬の用量については，**成人で，体重50 kg以上，腎機能が正常な状態の用量**の例を示している点に留意していただきたい．

以上のことをふまえ，次ページからのCase Studyに取り組んでほしい．

## いざ実践！Case Study

# Case 1

症　例：37歳男性．くり返す尿路結石の既往歴あり．本日も発熱，右腰部痛で来院した．過去およそ2年間は尿路結石の発作はなく，通院もしていなかった．

## 問題

❶ 尿路結石に伴う右腎盂腎炎の診断で入院治療する場合，どのようなマネージメントが望ましいか．

❷ 尿検査では白血球多数，尿培養，血液培養から，*Enterococcus faecium* が検出された．一般的なこの菌の感受性のパターンにはどのような特徴があるか．その特徴から，感受性検査の結果が判明するまではどのような抗菌薬を使用するのが望ましいか．

❸ 血液培養から *Enterococcus faecium* が検出されたが，どのような合併症を考慮すべきか．またどのような検査を追加したほうがよいか．

❹ ❸の合併症に基づき，抗菌薬の投与期間はどのくらいになるか．

# Case 1 解答・解説

### ❶ 尿路結石に伴う右腎盂腎炎の診断で入院治療する場合，どのようなマネージメントが望ましいか．

まず，重要な情報を整理する．

① 感染症の種類：市中感染
② 患者の免疫状態：症例の情報のみからは，免疫不全のない患者と考えられる
③ 感染部位：腎臓，尿路
④ 原因微生物：腸内細菌　*E. coli, Klebsiella, Proteus, Enterococcus* など

入院時の検査として，血液培養2セット，尿検査，尿培養を提出．胸部X線も発熱基本検査セット（Fever work-up）として提出しておく．また尿路結石の評価を画像的に行いつつ，専門の泌尿器科へのコンサルトをする．

上記の原因微生物を想定しているので，初期治療として以下の抗菌薬を処方する．

【処方例】
　体重50 kg以上，腎機能が正常な場合，
セフトリアキソン1回1 gを12時間ごと，
または，1回2 gを24時間ごと（1日2 g，この場合，腸球菌はカバーできない），
または，アンピシリン・スルバクタム1回3 gを6時間ごと
（1日12 g，保険用量は1日12 g，2012年承認）などもオプションである．

### ❷ 尿検査では白血球多数，尿培養，血液培養から，*Enterococcus faecium* が検出された．一般的なこの菌の感受性のパターンにはどのような特徴があるか．その特徴から，感受性検査の結果が判明するまではどのような抗菌薬を使用するのが望ましいか．

*Enterococcus faecium* は腸球菌のひとつで，一般に，アンピシリン（ペニシリン）耐性であることが知られている．そのため，感受性検査の結果が出るまで，バンコマイシンが適応になる（保険適用なし）．腸球菌の第一選択薬は，アンピシリンなので，感受性があれば，アンピシリンを選択する．

【処方例】
　体重 50 kg 以上，腎機能が正常な場合，
バンコマイシン 1 g を 12 時間ごと（1 日 2 g）．

### ❸ 血液培養から Enterococcus faecium が検出されたが，どのような合併症を考慮すべきか．またどのような検査を追加したほうがよいか．

腸球菌は，感染性心内膜炎を起こすことが知られている．もし，血流感染の明らかな原因がみつからない場合には，心エコーを施行し，心内膜炎の有無を明確にしておく必要がある．**心内膜炎の有無により，治療期間が異なる**からである．

このケースでは，病歴と尿培養の結果から，腸球菌の血流感染のフォーカスが尿路であることがわかっているが，血流感染が持続すると，感染性心内膜炎の合併も懸念される．

### ❹ ❸の合併症に基づき，抗菌薬の投与期間はどのくらいになるか．

この症例の診断は，37 歳男性，尿路結石の既往がある患者で，今回も尿路結石に基づく尿路感染（右腎盂腎炎）で，Enterococcus faecium による血流感染を伴うもの，となる．尿路感染に伴う血流感染であれば，**最低 2 週間の治療**になる．もし，**感染性心内膜炎の合併がある場合，最低 6 週間の治療**になる．

腸球菌 Enterococeus の感染性心内膜炎の治療については，ガイドライン（参考文献）を参照．原則としてアミノグリコンド系（ゲンタマイシンまたはストレプトマイシン）を，アンピシリンまたはバンコマイシンに併用する．トブラマイシンとアミカシンは，Enterococcus faecium には耐性のため使用しない．アミノグリコンド系のゲンタマイシン，またはストレプトマイシンは高度耐性がない場合に，併用可能である（p.95 参照）．

### ◆参考文献

1）American Heart Association 感染性心内膜炎の診断，治療のガイドライン．Circulation 111：e394-e433, 2005
　http://circ.ahajournals.org/cgi/reprint/111/23/e394　（無料ダウンロード可能）
2）感染性心内膜炎の予防と治療に関するガイドライン 2008 年改訂版（日本循環器学会・日本胸部外科学会・日本小児循環器学会・日本心臓病学会　合同研究班）
　http://www.j-circ.or.jp/guideline/pdf/JCS2008_miyatake_h.pdf

## いざ実践！Case Study

# Case 2

症　例：34歳男性．既往歴なし．昨日からの発熱40℃，咽頭痛，嚥下困難で来院した．身体所見では，頸部の左右に大きなリンパ節腫脹あり．口腔内は，左右の頬部粘膜に，5～6個の水泡性病変があった．そのほかの身体所見は，特に異常が見つからなかった．救急外来で，咽頭ぬぐい液の迅速検査として，Group A *Streptocccus*，インフルエンザA，Bが調べられた．迅速検査の結果は，ともに陰性であった．

## 問題

❶ この時点での鑑別診断として重要なものを挙げよ．

❷ 当日，血液検査を施行したが，この患者では，RPR（梅毒検査）が陽性で，1:16であった．この結果を受けてどのような対応が望ましいか．

❸ 後日，泌尿器科を受診した患者は，尿検査のPCRでクラミジアが陽性であった．どのように治療できるか．抗菌薬を処方せよ．

# Case 2 解答・解説

**❶ この時点での鑑別診断として重要なものを挙げよ.**

　この患者では，より詳しい病歴を調べる必要がある．若い男性で，咽頭炎の症状があり，咽頭の迅速検査で調べられるものは陰性であった．そのほかで考慮しなければならないのは，咽頭炎の別の原因微生物である．**特に重要なのは，HIV，EBウイルス，サイトメガロウイルス（CMV）などである**．性行為感染症も忘れてはならない．オーラルセックスで，口腔内にも性行為感染症の症状などがみられることもあるので，身体所見にも気をつける．

　水疱性病変は，単純ヘルペスウイルス（HSV）によるものかもしれない．嚥下困難についても詳細の情報が必要．嚥下困難が液体と固体のどちらか，あるいは両方で起こっているのか，困難といっても，痛みなのか，通過障害なのか，またその嚥下困難の場所が，咽頭の腫脹によるものなのか，食道などに病変があるものなのか，など考えなければならないことは多い．

　34歳の国内患者であると，麻疹の抗体をもっているかどうかも境界付近になるため，**地域の流行状況**や，麻疹発症者などへの**接触歴**がないかどうかも病歴をとる．以上のことから，鑑別診断に重要な情報をまとめる．

① 感染症の種類：市中感染
② 患者の免疫状態：現時点では，免疫不全のない患者と考えられる（HIVかもしれない）
③ 感染部位：咽頭，食道？
④ 原因微生物
　・呼吸器系ウイルス（パラインフルエンザウイルス，インフルエンザウイルス，ライノウイルス，コロナウイルス）
　・サイトメガロウイルス，EBウイルス，麻疹？ など
　・性行為感染症を起こす微生物（HIV，HSV，淋菌，クラミジア，梅毒など）

　感染症以外の鑑別診断も考慮が必要である．膠原病，炎症性腸疾患（IBDなど），悪性腫瘍などの可能性も必要に応じて疑う．

**❷ 当日，血液検査を施行したが，この患者では，RPR（梅毒検査）が陽性で，1：16であった．この結果を受けてどのような対応が望ましいか.**

　患者にHIVのリスク（不特定多数のパートナーとの性行為の有無，コンドームの使用の有無，不法静脈注射薬剤の使用の有無など）を確かめ，検査の希望があるかどうか確認する．

性行為感染症のスクリーニングで，RPRを施行した場合，その解釈もあらかじめ知っておく必要がある．RPRは，1：8以上では，有意に取る必要があり，トレポネーマ抗体の検査をしなければならない．MHA-TP（梅毒トレポネーマに対する抗体の微量赤血球凝集テスト，Microhemagglutination Treponema pallidum test），FTA-ABS（梅毒トレポネーマ蛍光抗体吸収試験，fluorescent treponemal antibody-absorption）などの確定診断をつける検査を施行し，こちらも陽性であれば，梅毒の治療が必要になる．いつ感染したのかわからない梅毒は，潜在梅毒（latent syphilis）という．潜在梅毒の治療は，米国疾病対策センター（CDC）のガイドライン（参考文献参照）では半減期の長い，ベンザシンペニシリンGが推奨されているが，国内では未承認である．そのため，国内では，明確なエビデンスはないが，経口薬のアモキシシリンの大量投与などで治療している．

【国内での処方例】
　アモキシシリン1回500 mgを1日3回（1日1,500 mg）
などで治療する
（体重50 kg以上，腎機能は正常，保険用量は1日1,000 mgまで）．
　保険用量では，アモキシシリンは，ピロリ菌に対してのみ，1日1,500 mgまで承認されている．治療期間は，潜在梅毒の場合，3週間が基準なので，3～4週間程度治療する．
　また，アモキシシリンの吸収を改善する目的で，プロベネシドを併用するやり方もあるが，これも保険適用外である．

さらに，ひとつの性行為感染症が判明した場合には，**ほかの性行為感染症がないかどうかを調べることが必要**になる．**HIVの検査は必須**．そのほか，淋菌，クラミジアの検査も施行する．また肝炎のスクリーニングも必要であるため，患者にA，B，C型肝炎のスクリーニングを推奨する（保険適用の問題もあるが，学術的には必須事項である）．

淋菌，クラミジアは，尿中，または，尿道からの検体でPCRを出すとよい．明らかに，外性器から膿が出ている場合には，グラム染色をすれば（男性の淋菌のグラム染色の感度は95％程度ある），淋菌の確定診断はすぐにつく．グラム染色が陰性の場合は，淋菌，クラミジアのPCRも同時に提出するのが望ましい．

◆参考文献
1) 米国疾病対策センター（CDC）の性行為感染症のガイドライン
http://www.cdc.gov/std/treatment/2006/rr5511.pdf （無料ダウンロード可能）

❸ **後日，泌尿器科を受診した患者は，尿検査のPCRでクラミジアが陽性であった．どのように治療できるか．抗菌薬を処方せよ．**

クラミジアの外来治療で，アジスロマイシンの単回投与が保険適用となっている．

【処方例】
アジスロマイシン 1回1g単回投与．治療終了である．

◆参考文献
1) 米国疾病対策センター（CDC）の性行為感染症のガイドライン
http://www.cdc.gov/std/treatment/2006/rr5511.pdf （無料ダウンロード可能）
2) アジスロマイシンの添付文書．（株）ファイザー
http://products.pfizer.co.jp/documents/jin/ztm01jin.pdf


　性行為感染症が判明した場合，ほかの性行為感染症の有無の検査に加え，さらに，**パートナーの治療が必要**である．国内では，パートナーを公的機関が追跡して治療するような法的制度が未整備であるが，欧米では徹底したパートナー追跡のシステムを導入している国も多い．国内でも，パートナーの治療も念頭においておく必要がある．さもないと性行為により再感染，感染拡大が起こるからである．
　また患者本人に，性行為感染，および感染防止のための教育を提供することが望ましい．忙しい外来で，上記のすべてをこなすのは困難かもしれないが，患者教育により，患者には大きな利益があると考えられる．

## いざ実践！Case Study

# Case 3

症　例：76歳男性．ヘビースモーカーだが，それ以外に既往歴はなし．2日前まで元気にしていたが，本日突然，39℃の発熱，腰痛が起こった．腰痛は，これまで畑仕事をしているときにも感じていたが，本日の痛みはいつもとは別の様子で，鋭い痛みであった．右脚の裏に，しびれが走る感じがする．

## 問題

❶ 緊急性の高い重要な鑑別診断を挙げよ．

　身体所見を取ると，血圧は100台，脈が110/分，呼吸数20/分，体温39.5℃．苦悶様の表情で，腰を痛がっている．眼瞼結膜には，右側にわずかに出血斑があり．頸静脈の怒張はなし．リンパ節腫脹もなし．
　心臓は，リズムは整，頻脈，S1, S2は正常．心雑音は頻脈で，評価が困難．S3, S4も評価困難．肺はクリア，腹部は特に異常なし，肝臓・脾臓の叩打痛と腫大なし．背部では，L3/4あたりに椎骨の局所的な圧痛（point tenderness）あり．その周囲の組織にも圧痛あり．神経学的な所見では，肛門括約筋の収縮は正常，尾骨周囲の感覚異常なし．
　運動では，下腿の右側でごくわずか力が入りにくい状態4/5, 左は5/5. 足の裏と手のひらを丹念に診察したところ，両手の指先に小さいが出血斑が3～4個見つかった．

❷ 入院治療する場合，どのようなマネージメントが望ましいか．

❸ 入院時の血液培養3セットからメチシリン感受性黄色ブドウ球菌（MSSA）が検出された．抗菌薬を最適治療に調整せよ．MSSAの血流感染と判明した後では，追加の検査では何が必要か．それはなぜか．

❹ 入院時の腰椎の造影MRIで，L3/4の椎間板炎，骨髄炎，硬膜外膿瘍が判明していた．抗菌薬の治療期間はどのくらい必要か．抗菌薬を中止するには何を指標にすべきか．

## Case 3 解答・解説

### ❶ 緊急性の高い重要な鑑別診断を挙げよ．

喫煙歴以外の既往歴がない患者で，突然の発熱，腰痛，右脚に局所神経学的所見がある．

【緊急性の高い鑑別診断の例】
- **感染症**：腰椎骨髄炎，硬膜外膿瘍，硬膜下膿瘍，腸腰筋膿瘍，これらのベースに血流感染および感染性心内膜炎の可能性
  尿路結石，腎盂腎炎
- **筋肉骨格系**：椎間板ヘルニア，それに伴う神経症状
- **心臓血管系**：大動脈乖離，脊髄などを支配する血管損傷？
- **消化器系**：膵炎？
- **悪性腫瘍**：原発・転移性の椎骨または脊髄病変など

このリストは一例であるため，掲載されていないほかの疾患もありうる．感染症を想定する場合には，以下の情報がまとめられる．

感染症の場合，
① 感染症の種類：市中感染
② 患者の免疫状態：現時点では，免疫不全のない患者と考えられる
③ 感染部位：腰部？あるいは，なんらかの全身感染
④ 原因微生物：頻度が高いものは，黄色ブドウ球菌，溶血連鎖球菌など．尿路感染では，腸内細菌 E. coli, Klebsiella, Proteus, Enterococcus など

### ❷ 入院治療する場合，どのようなマネージメントが望ましいか．

身体所見から，鑑別診断で挙げた感染性心内膜炎の代表的な身体所見である，眼瞼結膜，足の裏，手のひらに出血斑（septic emboli）が見つかっているので，感染性心内膜炎の可能性は極めて高い状態である．

検査として，全血算，電解質（Na，K，Cl），腎機能，血糖，肝機能，凝固系，CPK（筋肉への波及をみるため）などをオーダーする．また，尿検査，尿培養，血液培養2〜3セット，胸部X線検査を施行する．腰部の画像検査で，まず何をオーダーすべきか，であるが，腹部・骨盤部の造影CTを撮るか，腰椎の造影MRIを撮るかになる．腹部・骨盤部のCTでは，腸腰筋やそのほかの腹腔内膿瘍などの有無を調べる．腰椎のMRIでは，腰椎の骨髄炎，椎間板のヘルニア・硬膜外膿瘍などが鑑別対象となる．今回はおそらくともに必要であると考えられる．画像所見に基づき，緊急でドレ

ナージすべき膿などがないかどうかを確認し，あれば，該当する科への緊急コンサルトを行う（整形外科，一般外科など）．

　感染症，特に感染性心内膜炎の場合，原因微生物として，圧倒的に黄色ブドウ球菌などのグラム陽性球菌が考えられる．そのため，初期治療での抗菌薬の選択では，いろいろな考え方ができる．

【処方例】
　体重50 kg以上，腎機能は正常とする．既往歴のない患者である．
① メチシリン耐性黄色ブドウ球菌（MRSA）を考慮しない場合
　セファゾリン 1回2 gを8時間ごと（1日6 g，保険用量は1日5 gまで）
　　±
　ゲンタマイシン 1 mg/kg を8時間ごと
　（1日 3 mg/kg，保険用量は1日120 mgまで），
　あるいは，
　アンピシリン・スルバクタム 1回3 gを6時間ごと
　（1日12 g，保険用量は1日12 g，2012年承認）で，メチシリン感受性黄色ブドウ球菌（MSSA）とともに，腸内細菌，嫌気性菌 *Bacteroides* も同時にカバーできる処方にする．
② 培養結果が出るまでの最初の72時間はMRSAもカバーする場合
　バンコマイシン 1回1 gを12時間ごと
　　±
　ゲンタマイシン 1 mg/kg を8時間ごと
　（1日 3 mg/kg，保険用量は1日120 mgまで）．
　これ以外にも，神経学的な所見が出ているため，グラム陰性菌のうち緑膿菌，嫌気性菌 *Bacteroides* もカバーしておくという方針では，
　バンコマイシン 1回1 gを12時間ごと（1日 2g）
　　＋
　ピペラシリン・タゾバクタム 1回4.5 gを6時間ごと（1日 18 g）
　などの処方が可能である．

　くり返しになるが，**抗菌薬の処方は，「正解・不正解」ではなく，最初にどの原因微生物を想定し，それをどの範囲までカバーするかで異なってくる**．「原因微生物をどの範囲までカバーするのか」の決定は，意図的にはずした菌により，患者の不利益がどのくらい大きいものかで判断することになる．状態が悪い患者では，数時間の抗菌薬治療の遅れで致命的になる場合もある．一方，安定している患者では，はずした菌があっても，培養結果後に修正することが可能である．その"**緊急性と重症度の判断**"により，どこまでカバーするかを決定する．

　本症例でも，上記のどの処方もありうる．重要なのは，方針がきちんと立っているかどうかなのである．

❸ **入院時の血液培養3セットからメチシリン感受性黄色ブドウ球菌（MSSA）が検出された．抗菌薬を最適治療に調整せよ．MSSAの血流感染と判明した後では，追加の検査では何が必要か．それはなぜか．**

　MSSAの第一選択薬は，ナフシリン，またはオキサシリンである．しかし，国内ではともに未承認のため，セファゾリンの大量投与を行う．

【処方例】
　体重50 kg以上，腎機能は正常の場合，
セファゾリン1回2 gを8時間ごと（1日6 g，保険用量は1日5 gまで）．

　当初から，感染性心内膜炎が想定されていたが，この患者ではMSSAによる血流感染が確定したので，感染性心内膜炎を調べるため，心エコーを施行する．経胸壁エコーが陰性であれば，経食道エコーが適応になる．また，この症例では，疣贅（vegetation）が認められなくても，血流感染があり，かつ腰部に異常をきたしているので（おそらく画像上，異常があるはず），臨床的に感染性心内膜炎としての治療になる．

　抗菌薬を開始し，その後，血液培養を再検査し，陰性になることを確認することが必要である．すぐに陰性化しない場合は，膿瘍のドレナージや，判明していない箇所での膿瘍の可能性などを考慮する．心臓弁にvegetationがあり，血流感染がコントロールできない（血液培養が陰性化しない）場合は手術の適応になる．

❹ **入院時の腰椎の造影MRIで，L3/4の椎間板炎，骨髄炎，硬膜外膿瘍が判明していた．抗菌薬の治療期間はどのくらい必要か．抗菌薬を中止するには何を指標にすべきか．**

　MSSAによる血流感染，臨床的な感染性心内膜炎，それにともなうL3/4の椎間板炎，骨髄炎，硬膜外膿瘍の患者である．神経学的な所見もあったので，ドレナージを早期に施行するのが望ましい．そのうえで，感染性心内膜炎，腰椎の骨髄炎，硬膜外膿瘍の合併であるため，**最低でも6～8週間の治療が必須**である．

　抗菌薬の中止の指標としては，この患者では，**腰部の膿瘍の消失が目安**になる．CRP，ESR（血沈）も参考に，経時的にフォローし，確実に下がっていることを確認する．毎回の採血で調べる必要はない．CRP，ESRは1～2週間に一度，調べる程度でも十分である．

画像検査のうち，**MRIは骨髄炎のフォローには使えない**．治療が終了しても数週間以上，異常信号が出るためである．腰部造影MRIでは，膿瘍の消失，大きさの固定化などを確認して，治癒に十分な期間の治療が行われていれば，抗菌薬の投与を中止できる．なお，感染性心内膜炎，それにともなう骨髄炎や膿瘍の治療では，静脈注射で最後まで治療できるのが理想である．最低6週間は静脈注射が望ましい．それ以降，状態に応じて経口薬に変更できる．

　MSSAの最適な経口薬は，ジクロキサシンなどである（国内未承認）．国内で使用可能なものでは，セファレキシン（ケフレックス®），セファクロル（ケフラール®），アモキシシリン・クラブラン酸（オーグメンチン®）などがあり，これらで経口薬治療を行う．

## いざ実践！Case Study

# Case 4

症　例：45歳男性．脊髄の悪性腫瘍のため，放射線療法の目的で脳外科に入院中．寝たきり．尿路のカテーテルが入院後から挿入されている．本日，入院10日目．入院後はじめて，38.7℃の発熱が起こった．

## 問題

❶ この時点での鑑別診断は何か．

❷ どのような検査を出すのが望ましいか．

❸ 感染症を鑑別診断として考慮する場合，初期治療として，検査結果を待っている間，どのような抗菌薬を処方するのが望ましいか．

❹ 尿検査で白血球多数，尿培養と血液培養2セットから，セラチア菌 Serratia marcescens が検出された．感受性検査の結果が下記の場合，どの抗菌薬を選択するのがよいか．

| 【培養結果】　尿・血液：Serratia marcescens | 感受性 | MIC (μg/mL) |
|---|---|---|
| セファゾリン（Cefazolin） | R | > 4 |
| アンピシリン（Ampicillin） | R | > 4 |
| アンピシリン・スルバクタム（Ampicillin/sulbactam） | R | > 4 |
| ピペラシリン・タゾバクタム（Piperacillin/tazobactam） | S | < 4 |
| セフトリアキソン（Ceftriaxone） | S | < 1 |
| セフェピム（Cefepime） | S | < 1 |
| メロペネム（Meropenem） | S | < 0.25 |
| ゲンタマイシン（Gentamicin） | S | < 2 |
| シプロフロキサシン（Ciprofloxacin） | S | < 0.25 |

R：resistant（耐性），S：sensitive（感受性）

❺ 治療期間はどのように設定したらよいか．

# Case 4 解答・解説

### ❶ この時点での鑑別診断は何か．

入院後，10日目の発熱である．発熱の鑑別診断を考える．

**感染症 vs. 非感染症**に分けて考えるとすっきりする．感染症を想定する場合，重要な情報をまとめると以下のようになる．

① 感染症の種類：医療関連感染
② 患者の免疫状態：がん患者であり，免疫不全あり．放射線療法中
③ 感染部位：現時点でのフォーカス不明
④ 原因微生物：医療関連感染の原因微生物であるので，
- グラム陽性菌
  - メチシリン感受性黄色ブドウ球菌（MSSA）
  - メチシリン耐性黄色ブドウ球菌（MRSA）
  - メチシリン耐性コアグラーゼ陰性ブドウ球菌
  - 腸球菌
- グラム陰性菌（"SPACE"の菌，緑膿菌を中心）
- 嫌気性菌（現時点では，考慮するかどうか不明）など

代表的な医療関連感染として，以下のものが挙げられる．
- 中心静脈カテーテル血流感染（本患者では挿入されていない）
- 尿路カテーテル感染
- 医療関連肺炎
- 手術部位感染（本患者には今回入院の手術歴の記載なし）
- *Clostridium difficile* 感染（CDI）

褥創がある場合，その部位の感染，近位の骨髄炎（特に仙骨など）を考慮しておく．

非感染症の発熱の原因では，以下の2つなどが考えられる．
- 深部静脈血栓
- 薬剤性

以上のさまざまな可能性を想定しながら，病室に行き，詳しく症状を聞き，身体所見をとる．医療関連感染では，**医療器具が挿入されている箇所は，すべて確認し，丁寧にその部位の感染がないか確認する．寝たきりの患者では，褥創の有無の確認を忘れずに行う**．医療器具は，発赤がなくても感染していることも多い．重要な情報は，**挿入してからの日数**である．

### ❷ どのような検査を出すのが望ましいか．

 一般血液検査で，全血算，電解質，腎機能，血糖，肝機能などを調べる．発熱基本検査セット（Fever work-up）を提出する．血液培養2セット，尿検査，尿培養（このとき，**挿入して日数がたっている尿路カテーテルは抜去か，交換し，その後，検体を採取する**），胸部X線検査も行う．また，下痢があるかどうかも確認し，下痢がある場合は，便培養ではなく，便の *Clostridium difficile* トキシンA/Bを提出する．

> **注意**
>
> 　便培養で *Clostridium difficile* を検出したい場合は，嫌気培養が必要である．また便の培養をすれば，腸内細菌や保菌されている菌が検出されるだけであることに留意する．
>
> 　便培養を出すのは，細菌性腸炎を想定している場合などに限る．サルモネラ菌，赤痢菌，カンピロバクター，大腸菌O157などは特殊培地が必要である．

### ❸ 感染症を鑑別診断として考慮する場合，初期治療として，検査結果を待っている間，どのような抗菌薬を処方するのが望ましいか．

 ❷の培養を提出し，培養結果を待っている間，抗菌薬の初期治療を開始する．医療関連感染の抗菌薬の初期治療の原則は，Lecture1-2の表6（p.28），覚えてほしい抗緑膿菌作用薬を選択することである．重要なため，以下に再掲する．

**表　覚えてほしい抗緑膿菌作用薬**

- ピペラシリン・タゾバクタム
- セフェピム（第4世代セフェム）
- イミペネムまたはメロペネム
- ニューキノロン系（シプロフロキサシン，レボフロキサシン）※
- アミノグリコシド系（ゲンタマイシン，トブラマイシン，アミカシン）

※2011年にレボフロキサシンは静脈注射薬承認，モキシフロキサシンは国内では経口薬のみ承認

 上の表のどれかを処方するのが適正使用である．一般的には，まずβラクタム系から使用する．できるだけカルバペネム系の使用は，避けるのが望ましい（最後の切り札として温存したいため．カルバペネム系は，現存する抗菌薬のうち，最も広域，かつ最も活性度（potency）の高い抗菌薬である．カルバペネム系以外が使用できる場合には，別の抗菌薬を使用する

のが望ましい）．また，施設によって，"SPACE"の菌（p.15参照）の感受性パターンであるアンチバイオグラム（antibiogram）というデータがあれば，*Pseudomonas* に対してもっとも感受性のよい抗菌薬を選択するのが妥当である．したがって，必ずしもカルバペネム系である必要はない．

> 例：過去1年間に検出された*Pseudomonas aeruginosa*の感受性が，ピペラシリン・タゾバクタム92％，セフェピム82％，メロペネム76％である施設では，ピペラシリン・タゾバクタムを使用した場合，初期治療で，感受性検査結果の出る前に*Pseudomonas aeruginosa*をカバーできている可能性が92％である，ということになる．

【処方例】
　成人で50 kg以上，腎機能が正常の場合，
ピペラシリン・タゾバクタム 1回 4.5 gを6時間ごと（1日 18 g），
または，
セフェピム 1回 1gを12時間ごと（1日 2g）．
これに，グラム陽性菌のリスクがあるかどうか（中心静脈カテーテルの有無など）を考慮して，バンコマイシンなどを併用するかどうか考える．この症例では併用しない例を示した．

❹ **尿検査で白血球多数，尿培養と血液培養2セットから，セラチア菌 *Serratia marcescens* が検出された．感受性検査の結果が下記の場合，どの抗菌薬を選択するのがよいか．**

| 【培養結果】　尿・血液：*Serratia marcescens* | 感受性 | MIC（μg/mL） |
| --- | --- | --- |
| セファゾリン（Cefazolin） | R | ＞ 4 |
| アンピシリン（Ampicillin） | R | ＞ 4 |
| アンピシリン・スルバクタム（Ampicillin/sulbactam） | R | ＞ 4 |
| ピペラシリン・タゾバクタム（Piperacillin/tazobactam） | S | ＜ 4 |
| セフトリアキソン（Ceftriaxone） | S | ＜ 1 |
| セフェピム（Cefepime） | S | ＜ 1 |
| メロペネム（Meropenem） | S | ＜ 0.25 |
| ゲンタマイシン（Gentamicin） | S | ＜ 2 |
| シプロフロキサシン（Ciprofloxacin） | S | ＜ 0.25 |

R：resistant（耐性），S：sensitive（感受性）

この患者の診断は，尿路カテーテルによる腎盂腎炎，尿路性敗血症（urosepsis）であった．セラチア菌 *Serratia marcescens* が尿培養と血液培養から検出されているため，*Serratia marcescens* の第一選択薬である，第4世代セフェム，または，ニューキノロン系抗菌薬などを選択する．

　感受性検査の結果の表で，MICの欄の数字を直接比較し，「数字が小さい抗菌薬のほうがよく効く」と勝手に推測する医師も多いが，それは間違いである．**MICの数字は，*in-vitro* での活性度の比較であって，臨床現場でのアウトカムの比較とは別次元の話だからである**．抗菌薬同士の臨床効果の比較は，臨床試験をしないとわからない．したがって，**MICの数字の単純比較は，臨床効果の比較の点では無意味である**．

【処方例】
　問題の表中で，第一選択薬の第4世代セフェムやニューキノロン系抗菌薬は感受性があったので，どちらかを選択するとよい．
　セフェピムを初期治療で使用していた場合は，そのままでよい．
　また，ピペラシリン・タゾバクタムを継続してもよい．
　セフェピムは，嫌気性菌 *Bacteroides* のカバーがないので，ピペラシリン・タゾバクタムよりも狭域の抗菌薬である．そのため，ピペラシリン・タゾバクタムからセフェピムに変更してもよい．

### ❺ 治療期間は，どのように設定したらよいか．

　治療期間は，男性の尿路感染で，尿路カテーテルに関連したものであるため，合併症の有無を考慮しておく必要がある．特に，**前立腺炎，前立腺膿瘍**などがないか頭の隅においておく．こうした合併症がなければ，**血流感染をともなう尿路感染であるため，一般的には最低2週間の治療**になる．前立腺炎が合併している場合には，3週間の治療が必要．前立腺膿瘍がある場合には，4〜6週間が最低期間になる．**CRP**だけを指標にせず，**感染部位，原因微生物，合併症の有無などにより治療期間を設定する**ことに慣れていただきたい．

## いざ実践！Case Study

# Case 5

症　例：67歳男性．糖尿病，高血圧，ヘビースモーカー．1週間前に胸痛で来院し，心筋梗塞の診断でCCU（循環器集中治療室）に入院している．心筋梗塞は前壁で，広範囲にみられ，心機能がかなり低下していることが判明している．PCI（経皮的冠状動脈インターベンション）を施行し，ステントを挿入済み．

本日入院7日目．挿管し，昇圧薬を2剤併用している状態．右内頸静脈にスワンガンツカテーテルが挿入されている．右の鼠径部には，持続透析用のカテーテルが挿入されている．そのほか，尿路カテーテル，経鼻チューブ，右前腕にはAラインが挿入されている．患者は入院直後からずっと37℃台の微熱があった．本日，入院後はじめて37℃を超える，39℃の発熱が起こった．

## 問題

❶ 担当医師のあなたは，身体所見でどこに重点をおいた診察をしたらよいか．

❷ 発熱の鑑別診断を挙げよ．

❸ どのような検査を出したり，どのような対応が必要か．

❹ 検査の結果を待っている間，感染症を想定する場合，どのような抗菌薬を使用したらよいか．

❺ 血液培養の結果，2セットから，*Staphylococcus epidermidis* が検出された．この結果から，どのような抗菌薬に変更するのが望ましいか．

# Case 5 解答・解説

### ❶ 担当医師のあなたは，身体所見でどこに重点をおいた診察をしたらよいか．

意識低下または鎮静下の患者では，瞳孔の診察は重要である．瞳孔の左右差，対光反射などを調べる．鎮静がかかっているのかいないのか，鎮静がかかっていない場合，意識レベルがどのくらいなのか，がフォローの指標のひとつになる．

集中治療室に入院している患者では，特に医療器具に注意して，そのすべてを確認する．どのような器具が，どこに，いつから挿入されているかが重要である．また，**今日が挿入されて何日目かを確認する．挿入後，日数がたっているほど，感染のリスクの可能性が高い**と考えられる．

寝たきりの患者では，可能な範囲で，褥瘡の有無の確認をする．発疹の有無も重要である．そのほか，頭のてっぺんからつま先まで，丹念に診察するのが望ましい．

### ❷ 発熱の鑑別診断を挙げよ．

Case 4 と同様，発熱の鑑別診断になる．**感染症 vs. 非感染症**に分けて考えるとすっきりする．感染症を想定する場合，重要な情報をまとめると以下のようになる．

① 感染症の種類：医療関連感染
② 患者の免疫状態：糖尿病患者であり，免疫不全あり
③ 感染部位：現時点でのフォーカス不明だが，多数のデバイスあり
④ 原因微生物：医療関連感染の原因微生物であるので，
・グラム陽性菌
  ーメチシリン感受性黄色ブドウ球菌（MSSA）
  ーメチシリン耐性黄色ブドウ球菌（MRSA）
  ーメチシリン耐性コアグラーゼ陰性ブドウ球菌
  ー腸球菌
・グラム陰性菌（"SPACE"の菌，緑膿菌を中心）
・嫌気性菌（現時点では，経鼻チューブによる副鼻腔炎の可能性で，嫌気性菌の可能性もあり）

代表的な医療関連感染として，以下のものが挙げられる．
・中心静脈カテーテル血流感染
・尿路カテーテル感染
・そのほかの医療器具に伴う感染症（経鼻チューブによる副鼻腔炎など）

- 人工呼吸器関連肺炎（Ventilator-associated pneumonia：VAP）
- 手術部位感染（この患者では今回の入院での手術歴なし）
- *Clostridium difficile* 感染（CDI）

褥瘡がある場合，その部位の感染，近位の骨髄炎（特に仙骨など）を考慮しておく．

非感染症の発熱の原因では，以下の2つなどが考えられる．
- 深部静脈血栓
- 薬剤性

### ❸ どのような検査を出したり，どのような対応が必要か．

一般血液検査で，全血算と分画，電解質，腎機能，血糖，肝機能などを調べる．発熱基本検査セット（Fever work-up）を提出する．血液培養2セット（このとき，1セットは中心静脈ラインから，1セットは末梢から採取できるとよい），尿検査，尿培養（このとき，**挿入して日数がたっている尿路カテーテルは抜去か，交換し，その後，検体を採取する**），胸部X線検査も行う．また，下痢があるかどうかも確認し，下痢がある場合は，便培養ではなく，便の*Clostridium difficile* トキシンA/Bを提出する．

> **注意**
> 便培養の適応は，主に細菌性腸炎を鑑別したいときである．*Clostridium difficile* の検出には，嫌気培養が必要であり，時間がかかる．トキシンA/Bの検査は時間が短く，通常，第一選択の検査である（p.181の注意も参考）．

また，対応では，多くの医療器具で，挿入後の日数が7日間は経過しているため，入れ替え，または，抜去を行う．発熱しているので，中心静脈カテーテルを抜去したときには，カテーテル先を培養に提出する．

> **注意**
> カテーテル先の培養は，カテーテル感染を想定している場合のみ提出する．患者に症状がないときに，ただ抜去したからといって，「抜去を記念した"記念培養"は提出しないこと！カテーテル培養の適応に関しては，最新のカテーテル感染血流感染のガイドライン（参考文献）でも「カテーテル感染を想定しない場合は，カテーテル先の培養は推奨しない」と明記されている．

◆参考文献
1) IDSAのカテーテル関連血流感染のガイドライン．Clin Infect Dis 49：1-45, 2009
http://www.idsociety.org/WorkArea/showcontent.aspx?id=14602（無料ダウンロード可能）

## ❹ 検査の結果を待っている間，感染症を想定する場合，どのような抗菌薬を使用したらよいか．

Case 4 と同様，医療関連感染の抗菌薬の初期治療の原則は，Lecture1-2 の表6（p.28），覚えてほしい抗緑膿菌作用薬を選択することである．以下に表を再掲する．

### 表　覚えてほしい抗緑膿菌作用薬

- ピペラシリン・タゾバクタム
- セフェピム（第4世代セフェム）
- イミペネムまたはメロペネム
- ニューキノロン系（シプロフロキサシン，レボフロキサシン）※
- アミノグリコシド系（ゲンタマイシン，トブラマイシン，アミカシン）

※2011年にレボフロキサシンは静脈注射薬承認，モキシフロキサシンは国内では経口薬のみ承認

【処方例】
　成人で50 kg以上，腎機能が正常の場合，
ピペラシリン・タゾバクタム 1回4.5 gを6時間ごと（1日18 g），
または，セフェピム 1回1gを12時間ごと（1日2g）．
ただし，この患者では持続透析中であるので，腎機能により用量の調節が必要である．
　クレアチニン・クリアランスが30 mL/分程度と仮定した場合，
ピペラシリン・タゾバクタム 1回2.25 gを6時間ごと（1日9 g），
または，セフェピム 1回1gを12～24時間ごと（1日1～2 g）．

◆腎機能調節の参考文献
1)「THE SANFORD GUIDE TO ANTIMICROBIAL Therapy 39th edition」（Gilbert DN, ほか/編），p. 180-182, Antimicrobial Therapy Inc., 2009
翻訳版「サンフォード感染症治療ガイド2009 39版」，p. 284, 289, ライフサイエンス出版, 2009

　さらに，グラム陽性菌のうち，中心静脈カテーテル感染で最重要な微生物は，**メチシリン耐性コアグラーゼ陰性ブドウ球菌，MSSA，MRSA**などである．よって，バンコマイシンを初期治療の際に使用するのは妥当である．ただし，**腎機能が正常ではない患者で，バンコマイシンを開始すると**

きは，定期投与にしないことが原則である．バンコマイシンを1回1gだけ投与したうえで，翌日，**血中のランダム濃度（その時点での濃度）を測定**し，その値で追加投与が必要かどうか判断する．Lecture2-4（p.82）参照．

【バンコマイシンのランダム投与方法（成人の場合）の例】
・ランダム濃度が，＞15 µg/mL の場合，その日は投与不要
・ランダム濃度が，＜15 µg/mL の場合，15 mg/kg の追加投与

人工透析中の患者では，透析時に採血することが多いので，その時点でのランダム濃度をモニターし，上記のように濃度15 µg/mL 程度を目安に，追加投与すべきかどうか判断する．

❺ **血液培養の結果，2セットから，*Staphylococcus epidermidis* が検出された．この結果から，どのような抗菌薬に変更するのが望ましいか．**

この患者の発熱の原因は，血液培養以外の培養結果が陰性であれば，中心静脈カテーテルなどの医療器具による血流感染であると確定できる．

一般的に，血流感染の治療の基本は，感染を起こしている可能性のある**医療器具を抜去することである**．ただし，*Staphylococcus epidermidis* に限っては，血小板の低下など医学的な理由で医療器具の交換や抜去ができない場合，留置したまま治療できる場合もある．これ以外の原因微生物の場合は，抜去するか，別の部位に入れ替えることが原則である．**特に中心静脈カテーテル血流感染で，原因微生物がMSSA，MRSA，グラム陰性菌，カンジダなどのときは，抜去しない場合，大多数で治療不良が起こること**が知られている．

【処方例】
　*Staphylococcus epidermidis* は，通常，メチシリン耐性であるため，第一選択薬はバンコマイシンである．
　ピペラシリン・タゾバクタム（または，セフェピム）＋バンコマイシンを使用していた場合，グラム陰性菌のカバーが不要かどうか臨床的に判断する．
　不要であれば，*Staphylococcus epidermidis* の血流感染の治療になるため，バンコマイシン単剤の治療になる．

また，血流感染の合併症として，この患者では，右内頸静脈にスワンガンツカテーテルが挿入されていたので，**感染性心内膜炎の有無も懸念される**．カテーテル類を早期に抜去することができない場合，これらの**カテー**

テル先が右心房に近いので，心内膜炎のリスクが高くなる．心エコーなども考慮しておくのがよい．治療期間は，合併症を伴わない血流感染では，10～14日間程度が望ましい．

IDSAのガイドライン（参考文献参照）では，「*Staphylococcus epidermidis* が原因のカテーテル感染では，合併症がない場合で，72時間以内に患者が解熱し，カテーテルなどが挿入されていない場合は，5～7日間の抗菌薬治療でもよい」と記載されている．**感染性心内膜炎が合併している場合には，最低6週間程度が必要**である．

◆参考文献

1) IDSAカテーテルの関連血流感染のガイドライン．Clin Infect Dis 49：1-45, 2009
http://www.idsociety.org/WorkArea/showcontent.aspx?id=14602（無料ダウンロード可能）

## 終わりに

Case Studyの解答例，処方例に関しては，本書に記載したものだけが「正しい」というわけではないので，臨床現場で，適宜，別の判断もしていただきたい．**臨床医学は，原則を踏まえたうえで，患者の気持ち・意思を尊重しつつ，最良の医療を提供するのが基本である．**国内の保険診療という枠組みのなかで，患者によりよい感染症診療が提供できるよう，本書がなんらかのお役に立てば幸いである．

## 付録1　成人（腎機能が正常な場合）における国内の保険

| 厳選抗菌薬 | 国内 | | |
|---|---|---|---|
| | 1回投与量 | 投与間隔 | 1日総量 |
| ペニシリンG | 30〜60万単位 | 2〜4回 | 高用量 |
| アンピシリン | 0.5〜2 g | 1〜2回 | 高用量 |
| アンピシリン・スルバクタム | 1.5〜3 g | 4回 | 最大12 g |
| アモキシシリン | 250〜500 mg ピロリ菌は，750 mg | 2〜3回 | 最大1,000 mg ピロリ菌は1,500 mgまで |
| アモキシシリン・クラブラン酸 | アモキシシリン分で250〜500 mg | 2〜3回 | アモキシシリン分で最大 1,000 mg |
| ピペラシリン | 1〜2 g | 2〜4回 | 最大8 g |
| ピペラシリン・タゾバクタム | 4.5 g | 6〜8時間ごと | 13.5〜18g |
| セファゾリン | 1〜2 g | 3回 | 最大5 g |
| セフメタゾール | 1〜2 g | 2回 | 最大4 g |
| セフトリアキソン | 1〜2 g | 1〜2回 | 最大4 g |
| セフォタキシム | 1〜2 g | 2〜4回 | 最大4 g |
| セフェピム | 1〜2 g | 2回 | 最大4 g |
| イミペネム | 0.5〜1 g | 2〜3回 | 最大2 g |
| メロペネム | 0.5〜1 g | 2〜3回 | 最大3 g |
| ドリペネム | 250〜500 mg | 8時間ごと | 750〜1,500 mg |
| バンコマイシン | 0.5 g<br>1 g | 6時間ごと<br>12時間ごと | 2 g |
| テイコプラニン | 400 mg | 1回 | 400 mg 初回は，200〜400 mgを1日2回 |
| ゲンタマイシン | 40〜60 mg | 2〜3回 | 最大120 mg |
| トブラマイシン | 40〜60 mg | 2〜3回 | 最大180 mg |
| アミカシン | 100〜200 mg | 2回 | 最大400 mg |
| シプロフロキサシン（静脈注射） | 300 mg | 2回 | 600 mg |
| シプロフロキサシン（経口薬） | 100〜200 mg<br>400 mg | 2回 | 最大800 mg |
| レボフロキサシン | 500 mg | 1回 | 500 mg |
| モキシフロキサシン | 400 mg | 1回 | 400 mg |
| エリスロマイシン（静脈注射） | 200〜500 mg | 2〜3回 | 600〜1,500 mg |
| エリスロマイシン（経口薬） | 200〜300 mg | 4回 | 800〜1,200 mg |
| クラリスロマイシン | 200〜400 mg | 2回 | 最大800 mg |
| アジスロマイシン | 500 mg，または，1回1 g単回投与 | 1回 | 500 mg<br>1 g |
| クリンダマイシン（静脈注射） | 600 mg | 8時間ごと | 最大2,400 mg |
| クリンダマイシン（経口薬） | 300 mg | 8時間ごと | 900 mg |
| ドキシサイクリン | 初回100〜200 mg，100 mg | 1回 | 100 mg |
| ミノサイクリン | 100 mg | 2回 | 200 mg |
| メトロニダゾール | 250〜750 mg | 2〜4回 | 2,250 mg |
| ST合剤（トリメトプリム分） | 1日量の3回分割分 | 3回分割投与 | 15〜20 mg/kg |

一般に，静脈注射薬は入院患者に使用するので，投与間隔は厳密に「○○時間ごとに投与」，経口薬は外来中心で処方されるので，「1日何回投与」，と表記されることが多い

## 適用量と諸外国（米国の例）での一般的な投与量

| 諸外国（例：米国） | | |
|---|---|---|
| 1回投与量 | 投与間隔 | 1日総量 |
| 300〜400万単位 | 4〜6時間ごと | 1,800〜2,400万単位 |
| 1〜2 g | 6時間ごと | 8 g |
| 3 g | 6時間ごと | 12 g |
| 250〜500 mg | 3回 | 1,000〜1,750 mg |
| 500〜875 mg | 2回 | |
| 500〜875 mg | 2回 | 1,000〜1,750 mg |
| 3〜4 g | 4〜6時間ごと | 12〜16 g |
| 3.375〜4.5 g | 6〜8時間ごと | 13.5〜18 g |
| 1〜2 g | 8時間ごと | 3〜6 g |
| 2 g | 8時間ごと | 最大6 g |
| 1〜2 g | 12〜24時間ごと | 最大4 g（髄膜炎など） |
| 1〜2 g | 6〜8時間ごと | 最大8 g（髄膜炎など） |
| 1〜2 g | 8〜12時間ごと | 最大6 g（髄膜炎など） |
| 500 mg | 6時間ごと | 2 g |
| 1 g | 8時間ごと | 3 g |
| 500 mg | 8時間ごと | 1,500 mg |
| 1 gまたは15 mg/kg | 12時間ごと | 2 gまたは30 mg/kgまたは，トラフ値を10〜15 or 15〜20 μg/mLになるように調整 |
| 12 mg/kg | 24時間ごと | 12 mg/kg（初回loading必要） |
| 1〜1.7 mg/kg | 8時間ごと | 4.5〜5 mg/kg 体重50 kgの場合，250 mg |
| 1〜1.7 mg/kg | 8時間ごと | 4.5〜5 mg/kg 体重50 kgの場合，250 mg |
| 7.5 mg/kg | 12時間ごと | 15 mg/kg 体重50 kgの場合，750 mg |
| 400 mg | 12時間ごと | 800 mg |
| 500〜750 mg | 12時間ごと | 1,000〜1,500 mg |
| 500〜750 mg | 24時間ごと | 500〜750 mg |
| 400 mg | 24時間ごと | 400 mg |
| 500〜1000 mg | 6時間ごと | 2,000〜4,000 mg |
| 250〜500 mg | 4回 | 1,000〜2,000 mg |
| 250〜500 mg | 2回 | 500〜1,000 mg |
| 500 mg，または，1回1 g単回投与 | 1回 | 500 mg<br>1 g |
| 600〜900 mg | 8時間ごと | 1,800〜2,700 mg |
| 150〜450 mg | 3〜4回 | 450〜1,800 mg |
| 100 mg | 12時間ごと | 200 mg |
| 100 mg | 12時間ごと | 200 mg |
| 250〜750 mg 静脈注射も同じ | 経口薬 2〜4回 静脈注射 6〜8時間ごと | 500〜3,000 mg |
| 1日量の分割分 | 6〜12時間ごと | 5〜20 mg/kg |

◆参考文献　1)「The Sanford Guide to Antimicrobial Therapy 39th edition」(Gilbert DN, ほか／編)，Antimicrobial Therapy Inc., 2009
翻訳版「サンフォード感染症治療ガイド 39版」，ライフサイエンス出版，2009

## 付録2　成人における腎機能による抗菌薬の用量調節

　抗菌薬には，代謝経路について，腎臓から排泄される抗菌薬と，おもに肝臓・胆汁から排泄される抗菌薬がある．腎臓から排泄される抗菌薬は，腎機能障害がある場合，通常よりも長く体内に抗菌薬が残るため，1回投与量または投与間隔（投与頻度）を調節する用量調節が必要である．付録2では，厳選抗菌薬の腎機能による調節用量を示した．

　ただし，注意していただきたいのは，**文献，参考書により，推奨されている調節量が多少異なる点である**．本書では，次頁の参考文献などを参考に表を作成したことにご留意いただきたい（腎機能が正常な場合の通常投与量は，参考文献1の諸外国での投与量を掲載している）．

　また，血液透析中の患者，持続透析中の患者，腹膜透析中の患者など，透析の種類によっても，調節量は異なり，かつ，これらの患者によるデータも十分にないこともあり，文献ごとに調節量が多少なっている点に注意していただきたい．**実際の現場では，腎機能による調節量に関し成書を合わせて参照し，患者の安全を確保していただければ幸いである**．

| 厳選抗菌薬 | 腎機能が正常な場合の通常投与量<br>（熱病 Sanford[1] 記載投与量）（Ccr＞50〜90 mL/分） | | |
|---|---|---|---|
| | 1回投与量 | 投与間隔 | 1日総量 |
| ペニシリンG | 300〜400万単位 | 4〜6時間ごと | 1,800〜2,400万単位 |
| アンピシリン | 1〜2 g | 6時間ごと | 8 g |
| アンピシリン・スルバクタム | 3 g | 6時間ごと | 12 g |
| アモキシシリン | 250〜500 mg<br>500〜875 mg | 3回<br>2回 | 1,000〜1,750 mg |
| アモキシシリン・クラブラン酸 | 500〜875 mg | 2回 | 1,000〜1,750 mg |
| ピペラシリン | 3〜4 g | 4〜6時間ごと | 12〜16 g |
| ピペラシリン・タゾバクタム | 3.375〜4.5 g | 6〜8時間ごと | 13.5〜18 g |
| セファゾリン | 1〜2 g | 8時間ごと | 3〜6 g |
| セフメタゾール[※3] | 2 g | 8時間ごと | 最大 6 g |
| セフトリアキソン | 1〜2 g | 12〜24時間ごと | 最大 4 g（髄膜炎など） |

## （保険用量は付録1にて確認のこと）

腎機能が低下している場合の表記については，以下の通りである．
1．1回投与量の調整は，正常腎機能の場合の1回投与量と比べた場合の％で表示．
2．投与間隔（投与頻度）は，該当腎機能の場合の投与間隔を表示．1回投与量，または，投与間隔の記載がない場合は，正常腎機能の場合と同じことを意味する．

例1：「75％」と記載があった場合，1回投与量は，正常腎機能の場合の75％．投与間隔は表示がないため，正常腎機能の場合と同じことを意味する．

例2：「48時間ごと」と記載があった場合，1回投与量は，正常腎機能の場合と同じで，投与間隔のみが48時間ごとに調整する必要があることを意味する．

◆参考文献
1）「The Sanford Guide to Antimicrobial Therapy 39th edition」（Gilbert DN，ほか/編），Antimicrobial Therapy Inc.，2009
翻訳版「サンフォード感染症治療ガイド 39版」，ライフサイエンス出版，2009
2）「Clinical Infectious Diseases」（Schlossberg D/編），p.1457-1498，Cambridge University Press，2008
3）「Principles and Practice of Infectious Diseases Seventh edition」（Mandell，ほか/編），p. 720-721，Churchill Livingstone，2010

| 腎機能が低下している場合 | | 血液透析中の用量[※1]（hemodialysis） |
|---|---|---|
| CCr＝10～50 mL/分 | CCr＜10 mL/分 | |
| 75％<br>CRRTでは同量 | 20～50％ | CCr＜10 mL/分と同量投与<br>透析後に50万単位追加 |
| 6～12時間ごと | 12～24時間ごと | CCr＜10 mL/分と同量投与<br>透析後に同量投与 |
| 8～12時間ごと | 24時間ごと | CCr＜10 mL/分と同量投与<br>透析後に同量投与 |
| 8～12時間ごと | 24時間ごと | CCr＜10 mL/分と同量投与<br>透析後に同量投与 |
| アモキシシリン成分が<br>250～500 mgで12時間ごと | アモキシシリン成分が<br>250～500 mgで24時間ごと | CCr＜10 mL/分と同量投与<br>透析後に同量投与 |
| 6～8時間ごと<br>CRRTでは同量 | 8時間ごと | 2 gを8時間ごと<br>透析後に1 gを追加投与 |
| 2.25 gを6時間ごと<br>CCr＜20 mL/分では8時間ごと投与<br>CRRTでは2.25 gを6時間ごと | 2.25 gを8時間ごと | CCr＜10 mL/分と同じ<br>透析後に0.75 g追加投与[※2] |
| 12時間ごと<br>CRRTでは同量 | 24～48時間ごと | CCr＜10 mL/分と同量投与<br>透析後に0.5～1 g追加投与 |
| 24時間ごと | 48時間ごと | データなし |
| 腎機能による調節不要 | 腎機能による調節不要 | 腎機能による調節不要 |

（次ページにつづく）

(付録2　つづき)

| 厳選抗菌薬 | 腎機能が正常な場合の通常投与量<br>(熱病 Sanford[1] 記載投与量)(Ccr＞50〜90 mL/分) | | |
|---|---|---|---|
| | 1回投与量 | 投与間隔 | 1日総量 |
| セフォタキシム | 1〜2 g | 6〜8 時間ごと | 最大 8 g(髄膜炎など) |
| セフェピム | 1〜2 g | 8〜12 時間ごと | 最大 6 g(髄膜炎など) |
| イミペネム | 500 mg | 6 時間ごと | 2 g |
| メロペネム | 1 g | 8 時間ごと | 3 g |
| ドリペネム | 500 mg | 8 時間ごと | 1,500 mg |
| バンコマイシン | 1 g または 15 mg/kg | 12 時間ごと | 2 g または 30 mg/kg<br>または、トラフ値を 10〜15 or<br>15〜20 μg/mL になるように調整 |
| テイコプラニン | 12 mg/kg | 24 時間ごと | 12 mg/kg(初回 loading 必要) |
| リネゾリド | 600 mg | 12 時間ごと | 1,200 mg |
| ゲンタマイシン | 1〜1.7 mg/kg | 8 時間ごと | 4.5〜5 mg/kg<br>体重 50 kg の場合、250 mg |
| トブラマイシン | 1〜1.7 mg/kg | 8 時間ごと | 4.5〜5 mg/kg<br>体重 50 kg の場合、250 mg |
| アミカシン | 7.5 mg/kg | 12 時間ごと | 15 mg/kg<br>体重 50 kg の場合、750 mg |
| シプロフロキサシン(静脈注射) | 400 mg[※5] | 12 時間ごと | 800 mg |
| シプロフロキサシン(経口薬) | 500〜750 mg[※6] | 12 時間ごと | 1,000〜1,500 mg |
| レボフロキサシン | 500〜750 mg | 24 時間ごと | 500〜750 mg[※8] |
| モキシフロキサシン | 400 mg | 24 時間ごと | 400 mg |
| エリスロマイシン(静脈注射) | 500〜1,000 mg | 6 時間ごと | 2,000〜4,000 mg |
| エリスロマイシン(経口薬) | 250〜500 mg | 4 回 | 1,000〜2,000 mg |
| クラリスロマイシン | 250〜500 mg | 2 回 | 500〜1,000 mg |
| アジスロマイシン | 500 mg、または、<br>1 回 1 g 単回投与 | 1 回 | 500 mg<br>1 g |
| クリンダマイシン(静脈注射) | 600〜900 mg | 8 時間ごと | 1,800〜2,700 mg |
| クリンダマイシン(経口薬) | 150〜450 mg | 3〜4 回 | 450〜1,800 mg |
| ドキシサイクリン | 100 mg | 12 時間ごと | 200 mg |

| 腎機能が低下している場合 | | |
|---|---|---|
| CCr＝10〜50 mL/分 | CCr＜10 mL/分 | 血液透析中の用量[※1]<br>（hemodialysis） |
| 12〜24時間ごと<br>CRRTでは同量 | 24時間ごと | CCr＜10 mL/分と同量投与<br>透析後に1gを追加投与 |
| 12〜24時間ごと<br>CRRTでは同量 | 1gを24時間ごと | CCr＜10 mL/分と同量投与<br>透析後に1gを追加投与 |
| 250 mgを6〜12時間ごと<br>CRRTでは0.5〜1gを12時間ごと | 125〜250 mgを12時間ごと | CCr＜10 mg/mLと同量投与<br>透析後に同量投与 |
| 12時間ごと<br>CRRTでは同量 | 500 mgを24時間ごと | CCr＜10 mg/mLと同量投与<br>透析後に同量投与 |
| 250 mgを8〜12時間ごと[※4] | データなし | データなし |
| 1gを24〜96時間ごと | 1gを4〜7日おきに | CCr＜10 mL/分と同量投与 |
| 48時間ごと<br>CRRTでは同量 | 72時間ごと | |
| 腎機能による調節不要 | 腎機能による調節不要 | 腎機能による調節不要 |
| 100％を12〜24時間ごと<br>CRRTでは同量 | 100％を48時間ごと | CCr＜10 mL/分と同量投与<br>透析後に半量を追加投与 |
| 100％を12〜24時間ごと<br>CRRTでは同量 | 100％を48時間ごと | CCr＜10 mL/分と同量投与<br>透析後に半量を追加投与 |
| 7.5 mg/kgを24時間ごと<br>CRRTでは同量 | 7.5 mg/kgを48時間ごと<br>（100％） | CCr＜10 mL/分と同量投与<br>透析後に半量を追加投与 |
| 400 mg[※5]を24時間ごと<br>CRRTの場合は50〜75％量で<br>12時間ごと | 200 mgを12時間ごと | 200 mgを12時間ごと |
| CRRTでは50〜75％<br>または<br>500〜750 mgを24時間ごと | 50％ | 250 mg<br>（国内では剤形から200 mg）<br>を12時間ごと[※7] |
| 500〜750 mg[※8]を48時間ごと | 500 mgを48時間ごと | CCr＜10 mL/分と同じ |
| 腎機能による調節不要 | 腎機能による調節不要 | 腎機能による調節不要 |
| 100％ | 50〜75％ | 使用しない |
| 100％ | 50〜75％ | 使用しない |
| 75％ | 50〜75％ | CCr＜10 mg/mLと同量投与<br>透析後に同量投与 |
| 腎機能による調節不要 | 腎機能による調節不要 | 腎機能による調節不要 |
| 腎機能による調節不要 | 腎機能による調節不要 | 腎機能による調節不要 |
| 腎機能による調節不要 | 腎機能による調節不要 | 腎機能による調節不要 |
| 腎機能による調節不要 | 腎機能による調節不要 | 腎機能による調節不要 |

（次ページにつづく）

（付録2 つづき）

| 厳選抗菌薬 | 腎機能が正常な場合の通常投与量<br>（熱病 Sanford[1] 記載投与量）（Ccr＞50〜90 mL/分） | | |
|---|---|---|---|
| | 1回投与量 | 投与間隔 | 1日総量 |
| ミノサイクリン | 100 mg | 12時間ごと | 200 mg |
| メトロニダゾール | 250〜750 mg<br>静脈注射も同じ | 経口薬 2〜4回<br>静脈注射 6〜8時間ごと | 500〜3,000 mg |
| ST合剤<br>（トリメトプリム分） | 1日量の分割分 | 6〜12時間ごと | 5〜20 mg/kg/day |

※1 血液透析，持続透析（continuous renal replacement therapy：CRRT），腹膜透析（continuous ambulatory peritoneal dialysis：CAPD）の投与については，成書でも確認のこと．一般に，持続透析（CRRT）では，CCr＝10〜50 mL/分の用量が使用できる
※2 参考文献1では「追加投与が必要」となっているが，国内の実情では，透析中の患者には，CCr＜10 mL/分の用量を投与することで対応することが現実的である
※3 セフメタゾールの用量は，参考文献3を参照
※4 CCr＝10〜30 mL/分のときは12時間ごと，CCr＝30〜50 mL/分のときは8時間ごと
※5 国内の保険適用は，1回300 mgである
※6 国内の保険適用は，1日最大800 mg，1回400 mgである
※7 国内では剤形から200 mgを使用するのが現実的である
※8 国内の保険用量は1回500 mgを24時間ごと

*memo*

| 腎機能が低下している場合 | | | |
|---|---|---|
| CCr = 10〜50 mL/分 | CCr < 10 mL/分 | 血液透析中の用量[※1]<br>(hemodialysis) |
| 腎機能による調節不要 | 腎機能による調節不要 | 腎機能による調節不要 |
| 腎機能による調節不要 | 腎機能による調節不要 | 腎機能による調節不要 |
| CCr 30〜50 mL/分では<br>5〜7.5 mg/kgを8時間ごと<br>CRRTでは上記用量<br>CCr 10〜29 mL/分では<br>5〜10 mg/kgを12時間ごと | 投与は推奨されない．<br>もし，使用する場合<br>5〜10 mg/kgを24時間ごと | 投与は推奨されない．<br>もし，使用する場合<br>5〜10 mg/kgを24時間ごと |

*memo*

## 付録3　妊婦および授乳婦への抗菌薬投与

● 妊婦・胎児へのリスクについて

米国 Food and Drug Administration（FDA）は，下記のように妊婦への抗菌薬のリスクをカテゴリーで分類している．

A：コントロール試験で，リスクなし
　　妊婦における，適切，かつ，よくコントロールされた臨床試験で，胎児へのリスクが証明されなかった
B：ヒトへのリスクに関するエビデンスがない
　　動物実験ではリスクが示された（しかしヒトでは示されていない），または，ヒトでの適切な臨床試験がなされていない場合，動物実験ではリスクがなかった場合
C：リスクは除外できない
　　ヒトでの臨床試験に欠き，かつ，動物実験では胎児のリスクがあるか，またはデータが欠如．しかし，抗菌薬使用による利益が，リスクを上回るかもしれない場合
D：胎児へのリスクのエビデンスがある
　　実験的または市販後のデータで胎児へのリスクが示されている．それにもかかわらず，抗菌薬使用による利益がリスクを上回るかもしれない
X：妊娠中の使用は禁忌
　　動物実験，ヒトでの臨床試験，実験的または市販後の報告で，胎児へのリスクが示されており，そのリスクは，患者へのいかなる利益をも明確に上回る

付録3では，この分類を参考に，厳選抗菌薬について，上記のA〜Xのリスクカテゴリーを表示した．臨床現場では，産婦人科医師とも相談し，抗菌薬の使用では妊婦，胎児の安全を確保していただきたい．一般に，カテゴリーA，Bの抗菌薬は，妊婦にも使用する場合が多い．**カテゴリーC以降の抗菌薬は，妊娠の可能性のある女性への処方の際には要注意である**．

● 授乳婦への投与について

授乳婦への投与であるが，次頁以降の表での記載のように慎重な判断が必要である．臨床現場では，産婦人科および小児科の専門医へも相談し，抗菌薬の投与を判断していただければ幸いである．表には，参考までに参考文献（p.199）から引用した情報を記載した．

判断が困難であるのは，製造元はリスクの有無の可能性から授乳婦への使用を推

奨しない，または禁忌としている場合でも，学術団体 American Academy of Pediatrics（AAP）は，授乳婦への使用を妥当と評価している場合もあることである．AAPが，授乳婦への投与を"compatible"と評価しているものを，表では，「授乳婦への投与は妥当」と記載した．

### ◆参考文献

1）「Clinical Infectious Diseases」（Schlossberg D/ 編），p. 1457-1498，Cambridge University Press, 2008
2）www.uptodate.com version 17.3, accessed on February 15, 2010

| 厳選抗菌薬 | FDAの妊婦へのリスクカテゴリー | 授乳婦へのリスク |
|---|---|---|
| ペニシリンG | B | 微量が乳汁へ透過する<br>授乳婦への投与は妥当 |
| アンピシリン | B | 乳汁へ透過する<br>使用の際は注意 |
| アンピシリン・スルバクタム | B | 乳汁へ微量透過する<br>使用の際は注意 |
| アモキシシリン | B | 乳汁へ微量透過する<br>授乳婦への投与は妥当 |
| アモキシシリン・クラブラン酸 | B | アモキシシリンは乳汁へ透過<br>アモキシシリン単剤よりもリスクは大きい可能性<br>使用の際は注意 |
| ピペラシリン | B | 乳汁へ微量透過する<br>授乳婦への投与は妥当 |
| ピペラシリン・タゾバクタム | B | ピペラシリンは，乳汁へ微量透過<br>タゾバクタムのデータなし<br>使用の際は注意 |
| セファゾリン | B | 乳汁へ微量透過する<br>授乳婦への投与は妥当 |
| セフメタゾール | 文献記載なし | 文献記載なし |
| セフトリアキソン | B | 乳汁へ微量透過する<br>授乳婦への投与は妥当 |
| セフォタキシム | B | 乳汁へ微量透過する<br>授乳婦への投与は妥当 |
| セフェピム | B | 乳汁へ透過する<br>使用の際は注意 |
| イミペネム | C | 乳汁へ透過する<br>使用の際は注意 |
| メロペネム | B | データなし<br>使用の際は要注意 |
| ドリペネム | B | データなし<br>使用の際は要注意 |
| バンコマイシン | B | 乳汁へ透過する<br>授乳中の使用は推奨されない |

（次ページにつづく）

| 厳選抗菌薬 | FDAの妊婦へのリスクカテゴリー | 授乳婦へのリスク |
|---|---|---|
| テイコプラニン | 確立されていない | 文献記載なし |
| リネゾリド | C | データなし<br>使用の際は要注意 |
| ゲンタマイシン | C | 乳汁へ微量透過する<br>授乳婦への投与は妥当 |
| トブラマイシン | D | 乳汁中へ透過する<br>使用は推奨されない |
| アミカシン | D | 乳汁へ微量透過する<br>授乳婦への投与は妥当 |
| シプロフロキサシン（静脈注射） | C | 乳汁へ透過する<br>製造元は授乳中の使用を推奨しないが，AAPは，授乳婦への投与は妥当と評価 |
| シプロフロキサシン（経口薬） | C | 乳汁へ透過する<br>製造元は授乳中の使用を推奨しないが，AAPは，授乳婦への投与は妥当と評価 |
| レボフロキサシン | C | 乳汁へ微量透過する<br>製造元は授乳中の使用を推奨しないが，AAPは，授乳婦への投与は妥当と評価 |
| モキシフロキサシン | C | データなし<br>使用は推奨されない |
| エリスロマイシン（静脈注射） | B | 乳汁へ透過する<br>授乳婦への投与は妥当 |
| エリスロマイシン（経口薬） | B | 乳汁へ透過する<br>授乳婦への投与は妥当 |
| クラリスロマイシン | B | データなし<br>使用の際は要注意 |
| アジスロマイシン | B | 乳汁へ透過する<br>エリスロマイシンよりも組織移行性が高いため，使用の際は注意 |
| クリンダマイシン（静脈注射） | B | 乳汁へ微量透過する<br>製造元は授乳中の使用を推奨しないが，AAPは，授乳婦への投与は妥当と評価 |
| クリンダマイシン（経口薬） | B | 乳汁へ微量透過する<br>製造元は授乳中の使用を推奨しないが，AAPは，授乳婦への投与は妥当と評価 |
| ドキシサイクリン | D | 乳汁中へ透過する<br>使用は推奨されない |
| ミノサイクリン | D | 乳汁中へ透過する<br>使用は推奨されない |
| メトロニダゾール | B<br>妊娠初期には禁忌 | 乳汁中へ透過する<br>1 dose投与された場合，12〜24時間，授乳を中止する |
| ST合剤 | C | 乳汁へ微量透過する<br>製造元は授乳中の使用を推奨しないが，AAPは，授乳婦への投与は妥当と評価 |

## 付録4　バンコマイシンの適正使用（上級編）におけるトラフ値の測定法と用量調節

付録4では現場でのバンコマイシンの具体的な使用・用量調節の仕方を説明する.

### バンコマイシンの使用例（上級編）：初期治療

- □ 耐性グラム陽性球菌を想定する場合の初期治療
- □ グラム陽性球菌による血流感染の初期治療
- □ 中心静脈カテーテル感染の初期治療
- □ ペニシリン耐性肺炎球菌（PRSP）による髄膜炎が想定される場合
- □ 術後の腹腔内感染（腸球菌のカバー）
- □ 好中球減少時の発熱の初期治療
- □ 壊死性筋膜炎の初期治療
- □ βラクタム系アレルギー患者のグラム陽性菌カバー

### バンコマイシンの使用例（上級編）：最適治療

- □ メチシリン耐性黄色ブドウ球菌（MRSA）による感染症全般
- □ コアグラーゼ陰性ブドウ球菌による血流感染の最適治療
- □ アンピシリン耐性腸球菌の感染症全般
- □ ペニシリン耐性肺炎球菌（PRSP）による細菌性髄膜炎の治療（併用薬として）
- □ βラクタム系アレルギー患者のグラム陽性菌カバー

### バンコマイシンのトラフ値の測定法

バンコマイシン開始後，3〜4 dose後に薬物動態が安定してから測定
【測定例】
Day 1　午前8時：1g投与
Day 1　午後8時：1g投与　**2 dose後**
Day 2　午前8時：1g投与　**3 dose後**
Day 2　午後8時：1g投与
Day 3　午前8時：1g投与　**4 dose後**

### トラフ値によるバンコマイシンの用量調節例

現場では，症例により個別に判断してください
バンコマイシン1gを12時間ごとで投与
【トラフ値による調節例】
- ・10〜15μg/mL：そのままの用量継続
- ・15〜20μg/mL：750 mgを12時間ごと
- ・20μg/mL以上：1gを24時間ごと，など
- ・10μg/mL以下：1.25gを12時間ごと，など

### 腎機能障害がある患者へのバンコマイシン投与

- □ まず，バンコマイシン1g（or 15 mg/kg）を1回投与
- □ 定期投与にしない
- □ ランダム濃度（採血時点での濃度）を測定

### 腎機能障害がある患者へのバンコマイシンの用量調節例

現場では，症例により個別に判断してください
【前日にバンコマイシン1gを投与後，翌日のランダム濃度による調節例】
- ・15μg/mL以上：その日は投与不要
- ・15μg/mL以下：その日は1gを追加投与

# 索引

## 数字

1日1回投与法 ･･････････････ 99
1日複数回投与法 ･･････････ 99
24-h AUC/MIC ･･･････････ 30

## 欧文

### A～C

*Acinetobacter* ･･････････ 15, 28
additive effect ･････････････ 32
antagonistic effect ･･････････ 32
A群溶血連鎖球菌 ･･････････ 47
*Bacillus cereus* ･･･････････ 79
bacterial vaginosis ･･････････ 149
*Bacteroides fragilis* group ･･ 26
bioavailability ･･･････････ 160
broad-spectrum ･････････････ 16
βラクタマーゼ産生グラム
　陰性菌 ･･･････････････ 45
βラクタム系抗菌薬にアレルギー
　･････････････････････ 136
CDI ･･･････････････････ 150
*Chlamydia tracomatis* ･･･ 107
*Chlamydophila pneumoniae* 15
*Chryseobacterium
　meningosepticum* ･･････ 79
*Citrobacter* ･･･････････ 15, 28
*Closridium* ･･･････････ 149, 150
*Clostridium difficile* ･･･ 37, 150
*Clostridium difficile* 関連疾患
　････････････････････ 150
*Clostridium perfringens* 37, 39
$C_{max}$ ････････････････････ 30

$C_{max}$/MIC ･････････････････ 30
*Corynebacterium* JK ･･････ 79

### D～G

De-escalation ･･･････････ 11
definitive therapy ･･････ 11, 15
DNA ･･･････････････････ 26
DNA 阻害 ･･･････････････ 26
Double strength（DS）･･･ 158
D-zone test ･･････････ 125, 135
*E. coli* ･･････････ 16, 52, 106
*E. coli* O157 ･････････････ 17
empirical therapy ･･････ 11, 15
*Enterobacter* ･･････････ 15, 28
*Enterococcus* ･････････････ 15
*Enterococcus faecalis* ･･ 27, 67
*Enterococcus faecium* ･････ 27
ESBL（Extended spectrum
　β-lactamase）････････ 71, 72
*Escherichia coli* ･･･････････ 15
Fever work-up ･････････････ 17
folic acid ･････････････ 156
*Fusobacterium* ･･････ 149, 150
*Gardnerella vaginalis* 149, 150

### H～M

*Haemophilus influenzae* ･･ 15
*Helicobacter* ･････････････ 109
high-level resistance ･･･････ 96
IgA 水疱性皮膚炎 ･･･････････ 83
*Klebsiella* ･････････････ 52, 106
*Klebsiella pneumoniae* ･･ 15, 55
*Legionella pneumophila* ･･ 15
*Listeria monocytogenes* ･･ 15
MAC（*Mycobacetrium avium*
　complex）
　106, 120, 121, 123, 127, 129
mecA ････････････････････ 40
Methicillin-resistant coagulase
　negative *Staphylococcus* spp.
　････････････････････ 15
Methicillin-resistant *Staphylococus
　aureus* ･･･････････････ 15

Methicillin-sensitive *Staphylococcus
　aureus*（MSSA）･･････ 16
MIC ････････････････････ 30
MLS$_B$ 耐性 ･････････････ 134
*Moraxella catarrhalis* ･････ 15
MRSA ･･･････････ 41, 75, 78, 84
MRSE ･･････････････････ 41
MSSA ･･･････････ 37, 45, 67
MSSA 髄膜炎 ･････････････ 40
multiple daily dose ･･････ 99
*Mycoplasma pneumoniae* ･･ 15

### N～Q

narrower-spectrum ･･････ 16
*Neisseria meningitides* ･･ 15
neutropenic fever ･･････ 44
*Nocardia* ･････････････ 109
once-daily dose ･･････････ 99
PAE ････････････････････ 99
PBP ･･･････････････ 36, 66
PBP 変化 ･････････････････ 51
peak concentration ･････ 30
penicillin-resistant *Streptococcus
　pneumoniae* ･･････････ 79
*Peptostreptococcus*
　････････････････ 39, 149, 150
post-antibiotic effect ･････ 99
presumptive therapy ････ 11, 15
*Prevotella* ････････････ 149, 150
prophylaxis ･･･････････････ 15
*Proteus* ･････････････ 52, 106
*Proteus mirabilis* ･･･････ 55
*Proteus* spp. ･･･････････ 15
PRSP ･･･････････････････ 78
*Pseudomonas* ･････････ 15, 28
*Pseudomonas aeruginosa*
　･･････････････ 44, 60, 94
PSSP ･･･････････････････ 37
QT 延長 ･･･････････････ 114
Q 熱（*Coxiella burnetti*）
　･････････････････ 110, 142

## S〜V

Salmonella, Shigella ········· 17
Serratia ················· 15, 28
Single strength（SS）······ 158
SPACE ········ 15, 52, 56, 64
specific therapy ·········· 11, 15
Staphylococcus aureus ······ 61
Stenotrophomonas maltophilia
 ············ 67, 157, 162, 164
Streptocccus pneumoniae  15
Streptococcus ············· 61
Streptococcus agalactiae ··· 47
Streptococcus pneumoniae  15
Streptococcus pyogenes ··· 47
Streptococcus sanguis ······ 16
ST 合剤 ················· 164
synergy effect ············· 32
Time＞MIC ··············· 30
TypeⅠアレルギー ··· 45, 160
Vancomycin sensitive Enterococcus ············ 78
vancomycin-intermediate Staphylococcus aureus （VISA）················ 75
Vibrio vulnificus ········· 141
VISA ··················· 76
VRE ················ 28, 84
VSE ··················· 78

## 和文

### あ行

アクチノミセス ············ 37
アズトレオナム ············ 59
アミカシン ·······27, 28, 33, 95
アミノグリコシド系抗菌薬
 ············· 25, 28, 65, 94
アミノペニシリン ·········· 41
アメーバ赤痢 ········· 149, 150
アモキシシリン ········ 38, 41
アモキシシリン・クラブラン酸
 ·················· 38, 41
アレキサンダー・フレミング 38
アレルギー反応 ············ 46
アレルギー歴 ············· 21
アンピシリン ········· 37, 41
アンピシリン・スルバクタム
 ·················· 29, 38
イミペネム ············ 28, 68
医療関連感染
 ······· 15, 17, 20, 44, 56, 64
医療関連肺炎 ············· 44
インフルエンザ菌
 ············ 38, 120, 121, 122
壊死性筋膜炎
 ······ 68, 133, 136, 138, 141
黄色ブドウ球菌 Staphylococcus aureus ············ 26, 27
黄色ブドウ球菌による心内膜炎
 ······················ 81
オーグメンチン® ·········· 43
オキサシリン ······27, 37, 40, 75
オキサゾリニドン系（リネゾリド）················· 25

### か行

化膿性脊椎炎 ············· 16
カルバペネム系 ········ 27, 29
ガレノキサシン ·········· 106
ガレノフロキサシン ······· 112
間質性腎炎 ·········· 46, 160
肝障害 ··················· 46
関節痛 ················· 115
感染（active infection）··· 19
感染性心内膜炎
 ······ 16, 32, 95, 100, 137
感染性のショック（septic shock）················ 73
感染部位 ············· 11, 14
肝臓病 ··················· 13
カンピロバクター ········ 158
気管支炎 ··············· 113
キヌプリスチン・ダルホプリスチン ············ 75, 76
胸部 X 線 ················ 17
クラバモックス® ·········· 43
クラミジア（Chlamydia spp.）67, 106, 107, 110, 122, 123, 127, 130, 142
クラミドフィラ（Chlamydophila pneuminae）
 ······· 106, 107, 110, 122, 142
グラム陰性桿菌 ············ 94
グラム陽性球菌 ············ 76
グリコペプチド系抗菌薬 ···· 78
クリプトコッカス ·········· 73
クリンダマイシン ··· 25, 29, 132
クロストリジウムディフィシル・トキシン ·········· 17
クロラムフェニコール ······ 25
痙攣 ··················· 70
血液培養 ················ 17
結核 ·················· 109
血小板減少 ············· 87
血流感染 ················ 95
下痢 ··················· 46
原因微生物 ············ 11, 14
嫌気性菌 Bacteroides fragilis
 28, 37, 38, 45, 52, 54, 61, 132, 149
嫌気性菌 Bacteroides fragilis の第一選択薬 ········· 149
嫌気性菌 Bacteroides のカバー
 ······················ 54
腱鞘炎（tendonitis）······ 115
ゲンタマイシン ···28, 33, 95, 97
抗うつ薬の SSRI ·········· 87
高カリウム血症 ·········· 160
抗菌薬 ·············· 11, 14
抗けいれん薬 ············ 124
抗結核薬 ············· 95, 97
交差耐性（cross-resistance）
 ··········· 24, 125, 134, 135
好酸球増加性肺炎（PIE）··· 46
好中球, 血小板などの減少 83
好中球減少時の発熱（neutropenic fever）········· 44, 68, 100
抗不整脈薬 ············· 115
抗緑膿菌ペニシリン ······ 36, 44

| | | |
|---|---|---|
| 誤嚥性肺炎……………… 133 | シプロフロキサシン……… 106 | セフォペラゾン・スルバクタム |
| 骨 ………………………… 160 | 縦隔炎 …………………… 29 | （スルペラゾン®）…… 55 |
| 骨髄炎 …………………… 132 | 手術部位感染 …………… 44 | セフタジジム …………… 55 |
| 骨髄炎・関節炎 ………… 113 | 術前投与 ………………… 61 | セフトリアキソン… 23, 52, 55 |
| 骨髄抑制 ………… 46, 87, 160 | 授乳婦 …… 115, 144, 151, 160 | セフメタゾール …… 29, 52, 54 |
| 骨盤部内感染 …………… 29 | 小児 ……………………… 115 | 前立腺 …………………… 160 |
| 古典的ペニシリン …… 36, 39 | 小児の細菌性髄膜炎 …… 69 | 前立腺炎 ………………… 113 |
| コルヒチン ……………… 124 | 初回大量投与（loading）… 79 | 相加効果 ………………… 32 |
| 混入（contamination）…… 19 | 初期治療 ……………… 11, 15 | 相乗効果（synergy）…… 32 |
| | 腎盂腎炎 …………… 56, 60 | 相反効果 ………………… 32 |
| **さ 行** | 腎機能 …………………… 21 | 組織移行性 ……………… 113 |
| 細菌性髄膜炎 …………… 15, 56 | 腎機能障害 ……… 83, 98, 160 | |
| 細菌性腟症 ………… 149, 150 | 真菌 ……………………… 67 | **た 行** |
| 細菌性腸炎 ……… 17, 113, 158 | 神経梅毒 ………………… 37 | 第1世代セフェム ……… 51 |
| 細菌の葉酸代謝阻害 …… 26 | 腎臓病 …………………… 13 | 第3世代セフェム ……… 51 |
| 最高血中濃度（ピーク値） 98 | 心電図上 QT 延長 …… 114, 126 | 第4世代セフェム ……… 51 |
| 最高濃度（Cmax）……… 30, 31 | 髄液 ……………………… 160 | 耐性（tolerance）……… 97 |
| 最小発育阻止濃度（MIC）30, 31 | 髄液移行性 ……………… | タクロリムス …………… 124 |
| 最低血中濃度（トラフ値） | 63, 91, 94, 101, 111, 132, 134, | タゴシッド ……………… 76 |
| ………………… 79, 80, 98 | 160 | 多剤耐性アシネトバクターの第 |
| 最適治療 ……………… 11, 15 | 髄膜炎 …………………… 60 | 一選択薬 …………… 43 |
| サイトメガロウイルス …… 73 | 髄膜炎菌 *Neisseria meningitidis* | ダプトマイシン ………… 27, 76 |
| 細胞壁合成阻害 ………… 26 | …………………………… 37 | ダルババンシン ………… 76 |
| 細胞壁合成阻害薬 … 38, 39, 66 | スティーブンス・ジョンソン | 炭疽菌 …………… 109, 110, 143 |
| 細胞膜の透過性作用・障害 26 | 症候群（Stevens-Johnson | 胆道移行性 ……………… 55 |
| ザイボックス …………… 76 | syndrome）…………… 160 | タンパク質合成阻害 …… 26 |
| 殺菌性（bactericidal）… 24 | ステロイド …………… 13, 73 | タンパク質合成阻害薬…84, 93, |
| 作用機序 ………………… 24 | ストレプトグラミン …… 25, 75 | 131, 140 |
| サルファメソキサゾール | ストレプトマイシン …… 95, 97 | チゲサイクリン ……… 76, 142 |
| ………………………… 25, 156 | スルバクタム …………… 41, 43 | チトクローム（cytochrome） |
| サルモネラ菌 …………… 158 | 静菌性（bacteriostatic）… 24 | P450 ………………… 124 |
| ジアルジア ………… 149, 150 | 静菌性抗菌薬 …………… 131 | 中耳炎 …………………… 38 |
| 時間依存性抗菌薬 … 31, 46, 57 | 性行為感染症 | 中心静脈ライン感染 …… 44 |
| 色素沈着 ………………… 144 | …………… 108, 113, 123, 130 | 聴覚障害 ………………… 83 |
| シクロスポリン ……… 124, 151 | 生物学的利用率 | 腸球菌 *Enterococcus* |
| ジクロキサシリン ……… 40 | …… 85, 107, 113, 134, 149 | ……… 26, 27, 37, 55, 106 |
| ジゴキシン ……………… 124 | 赤痢菌 …………………… 158 | 腸球菌の高度耐性………… 96 |
| 市中感染 ………………… 20 | セファゾリン（セファメジン®） | 聴神経障害 ……………… 98 |
| 市中の尿路感染 ………… 15 | ………………… 52, 53, 54 | 腸内細菌 ……… 38, 52, 94, 106 |
| 市中肺炎… 15, 56, 60, 113, 127, | セフェピム ………… 28, 52, 56 | 腸内細菌 *E. coli* ………… 55 |
| 128, 145, 146 | セフォタキシム ……… 52, 55 | 聴力検査 ………………… 101 |
| シナシッド® …………… 76 | セフォチアム …………… 54 | チラミン ………………… 87 |

ツツガムシ病 ………………… 145
ディ・エスカレーション（De-
　escalation）…………… 16
テイコプラニン …… 76, 79, 81
テオフィリン ……………… 124
デキサメサゾン（ステロイド）
　………………………… 63
テトラサイクリン系 … 25, 142
透析患者 …………………… 13
糖尿病 ……………………… 13
ドキシサイクリン ………… 142
トキシックショック症候群
　（toxic shock syndrome） 133
トキシン ………… 133, 136, 138
トキソプラズマ …………… 157
トブラマイシン … 27, 28, 33, 95
トラフ値 …………………… 80
トリコモナス ………… 149, 150
トリペトプリム …………… 25
ドリペネム（フィニバックス®）
　…………………… 68, 69
トリメトプリム（trimethoprim）
　………………………… 156

### な　行

ナフシリン ……… 27, 37, 40, 75
日光過敏症 ………………… 144
ニューキノロン系 ……… 25, 28
ニューモシスティス ……… 157
ニューモシスティス肺炎 73, 162
尿の一般検査 ……………… 17
尿培養 ……………………… 17
尿路感染 ……………… 44, 113
尿路性敗血症 ……………… 16
妊婦 ……… 115, 144, 151, 160
猫引っかき病（Bartonella
　henselae） ……………… 142
濃度依存性抗菌薬 … 31, 98, 113
ノカルジア 109, 143, 157, 162

### は　行

バートネラ Bartnella spp.
　……………… 120, 121, 122

肺炎 ………………………… 38
肺炎球菌 ………… 37, 106, 109
敗血症 ……………………… 100
肺膿瘍（肺化膿症） ……… 133
培養検体 …………………… 18
破傷風菌 Clostridium tetani
　…………………… 37, 39
パズフロキサシン …… 106, 112
白血球減少 ………………… 87
パニペネム（カルベニン®） 68
バンコマイシン …… 75, 76, 79
バンコマイシン耐性腸球菌
　（VRE）… 75, 76, 142, 150
ビアペネム（オメガシン®） 68
非定型肺炎 ……… 62, 128, 147
非特異的ヒスタミン遊離 … 83
皮膚・軟部組織感染 … 113, 132
皮膚軟部組織感染 ………… 29
ピペラシリン・タゾバクタム（ゾ
　シン®）………… 28, 29, 44
ピペラシリン（ペントシリン®）
　…………………………… 44
非無菌検体 ………………… 18
百日咳菌 Bordetella pertusis
　…………………… 120, 121
標準薬 ……………………… 16
非淋菌性尿道炎 …… 127, 130
ピロリ菌（Helicobacter pylori）
　120, 122, 127, 128, 149, 150
ピロリ菌の除去 ……… 123, 128
フェニトイン ……………… 151
フェノバルビタール ……… 151
腹腔内感染 …………… 29, 68
副鼻腔炎 …………… 29, 38, 113
ブルセラ症（Brucella spp.）
　…………………… 110, 142
フロモキセフ ……… 29, 52, 54
ペスト菌 …………………… 110
ペニシリナーゼ …………… 36
ペニシリナーゼ耐性ペニシリン
　…………………… 36, 39
ペニシリン ………………… 75

ペニシリンG ………… 37, 39
ペニシリン感受性 ………… 37
ペニシリン結合タンパク質
　（PBP） ………… 36, 51, 66
ペニシリン耐性溶血連鎖球菌
　……………………… 79
ベンザシンペニシリンG … 37
扁桃周囲膿瘍 ……………… 29
扁桃腺炎 …………………… 29
便培養 ……………………… 17
蜂窩織炎 …………………… 60
放線菌のアクチノミセス … 39
保菌（colonization） ……… 19
保険適用 …………………… 21
骨・歯への色素沈着 ……… 141

### ま　行

マイコプラズマ … 67, 106, 107,
　110, 122, 142
マクロライド ……………… 25
ミノサイクリン …………… 142
無菌検体 …………………… 18
メチシリン ………………… 75
メチシリン感受性黄色ブドウ球
　菌 ………………… 37, 106
メチシリン耐性 …………… 40
メチシリン耐性黄色ブドウ球菌
　…………………… 41, 106
メチシリン耐性コアグラーゼ陰
　性ブドウ球菌 ………… 78
メトロニダゾール
　………… 25, 29, 133, 149
メフロキン耐性熱帯熱マラリア
　（Plasmodium falciparum）142
めまい ……………………… 144
メロペネム（メロペン®）
　………………… 28, 68, 69
免疫不全 ……………… 13, 44
免疫不全患者 ……………… 73
免疫抑制薬 ………………… 124
モキシフロキサシン
　………………… 29, 106, 111
モラキセラ … 38, 120, 121, 122

索引　205

## や 行

薬物動態（PK-PD）…… 21, 30
野兎病……………………… 110
溶血連鎖球菌 Streptococcus
　………………… 37, 52, 106
用量調整…………………… 98
予防投与………… 15, 136, 137

## ら行・わ行

ライム病（Borrelia burgdorfri）
　…………………………… 142
ランダム投与……………… 82
ランダム濃度……………… 82
リケッチア………………… 142
リネゾリド（ザイボックス®）76
リボゾーム 30S…………… 93
緑膿菌 Pseudomonas aeruginosa
　………………… 26, 28, 52
淋菌………………… 127, 130
レジオネラ
　… 67, 107, 110, 122, 142
レッド・パーソン症候群（Red person syndrome）… 80, 83
レプトスピラ…………… 37, 39
レボフロキサシン………… 106
ろう孔（fistula）………… 29
ワーファリン…… 115, 124, 151

## 著者プロフィール

### 矢野（旧姓 五味）晴美
自治医科大学臨床感染症センター感染症科准教授
HP：www.harumigomi.com　　Blog：http://blog.goo.ne.jp/hgomi1

### 略歴
| | |
|---|---|
| 1993年 | 岡山大学医学部卒業，沖縄米海軍病院インターン |
| 1994年 | 岡山赤十字病院内科レジデント |
| 1995年 | 米国ニューヨーク州・ベスイスラエルメディカルセンター内科レジデント |
| 1998年 | 米国テキサス州・テキサス大学ヒューストン校感染症科フェロー |
| 2000年 | 英国ロンドン大学熱帯医学大学院・熱帯医学コース修了，日本医師会総合政策研究機構 主任研究員 |
| 2001年 | 岡山大学大学院医学研究科衛生学教室・博士課程卒業 |
| 2003年 | 米国ジョンズホプキンス大学公衆衛生大学院・修士課程卒業，米国南イリノイ大学感染症科アシスタント・プロフェッサー |
| 2005年 | 自治医科大学附属病院・感染制御部講師 |
| 2006年より現職 | |

### 専門医資格
- 日本内科学会認定医
- 日本感染症学会専門医
- 日本化学療法学会抗菌化学療法指導医
- ICD（インフェクションコントロールドクター）
- 米国内科専門医
- 米国感染症科専門医
- 英国熱帯医学専門医
- 国際旅行医学会専門医

### 学会・教育活動
- 米国内科学会ACP 上級会員 FACP，およびACP日本支部女性委員会委員
- 日本化学療法学会抗菌化学療法認定医認定制度審議委員会委員
- 日本感染症教育研究会 IDATEN 世話人
  http://www.theidaten.jp/
- 自治医科大学図書館ビデオオンデマンド
  無料レクチャ公開
  http://lib.jichi.ac.jp/video/video-openlist.html

---

## 絶対わかる 抗菌薬はじめの一歩

| | | |
|---|---|---|
| 2010年 4月 1日 第1刷発行 | 著　者 | 矢野　晴美 |
| 2013年 3月15日 第7刷発行 | 発行人 | 一戸 裕子 |
| | 発行所 | 株式会社 羊 土 社 |
| | | 〒101-0052 |
| | | 東京都千代田区神田小川町2-5-1 |
| | | TEL 03（5282）1211 |
| | | FAX 03（5282）1212 |
| | | E-mail eigyo@yodosha.co.jp |
| | | URL http://www.yodosha.co.jp/ |
| ©Harumi Yano, 2010. | 装幀 | ペドロ山下 |
| Printed in Japan | 印刷所 | 広研印刷 株式会社 |
| ISBN978-4-7581-0686-3 | | |

本書の複写にかかる複製，上映，譲渡，公衆送信（送信可能化を含む）の各権利は（株）羊土社が管理の委託を受けています．
本書を無断で複製する行為（コピー，スキャン，デジタルデータ化など）は，著作権法上での限られた例外（「私的使用のための複製」など）を除き禁じられています．研究活動，診療を含む業務上使用する目的で上記の行為を行うことは大学，病院，企業などにおける内部的な利用であっても，私的使用には該当せず，違法です．また私的使用のためであっても，代行業者等の第三者に依頼して上記の行為を行うことは違法となります．

**JCOPY** <（社）出版者著作権管理機構 委託出版物>
本書の無断複写は著作権法上での例外を除き禁じられています．複写される場合は，そのつど事前に，（社）出版者著作権管理機構（TEL 03-3513-6969，FAX 03-3513-6979，e-mail：info@jcopy.or.jp）の許諾を得てください．

## ハンディ版ベストセラー厳選入門書シリーズ

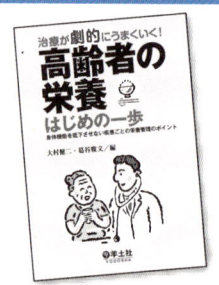

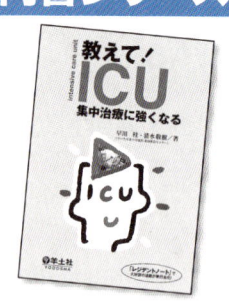

### 高齢者の栄養 はじめの一歩
治療が劇的にうまくいく！
身体機能を低下させない疾患ごとの栄養管理のポイント

大村健二，葛谷雅文／編
- 定価（本体 3,600円＋税）
- A5判　■ 221頁
- ISBN 978-4-7581-0896-6

### 不眠診療 はじめの一歩
内科医のための
誰も教えてくれなかった対応と処方のコツ

小川朝生，谷口充孝／編
- 定価（本体 3,500円＋税）
- A5判　■ 221頁
- ISBN 978-4-7581-1730-2

### 教えて！ICU 集中治療に強くなる

早川　桂，清水敬樹／著
- 定価（本体 3,800円＋税）
- A5判　■ 239頁
- ISBN 978-4-7581-1731-9

### 画像診断に絶対強くなるワンポイントレッスン
病態を見抜き，サインに気づく読影のコツ

扇　和之／編　堀田昌利，土井下怜／著
- 定価（本体 3,600円＋税）　■ A5判　■ 180頁
- ISBN 978-4-7581-1174-4

### 輸液ができる，好きになる
考え方がわかるQ&Aと処方計算ツールで実践力アップ

今井裕一／著
- 定価（本体 3,200円＋税）　■ A5判　■ 254頁
- ISBN 978-4-7581-0691-7

### 治療に活かす！栄養療法はじめの一歩

清水健一郎／著
- 定価（本体 3,300円＋税）　■ A5判　■ 287頁
- ISBN 978-4-7581-0892-8

### 酸塩基平衡，水・電解質が好きになる
簡単なルールと演習問題で輸液をマスター

今井裕一／著
- 定価（本体 2,800円＋税）　■ A5判　■ 202頁
- ISBN 978-4-7581-0628-3

### 臨床統計はじめの一歩Q&A
統計のイロハから論文の読み方，研究のつくり方まで

能登　洋／著
- 定価（本体 2,800円＋税）　■ A5判　■ 236頁
- ISBN 978-4-7581-0655-9

### 緩和医療レッスン
あらゆる「痛み」を診る力がつく
患者ケア，疼痛管理，症状緩和の基本がわかる

沢村敏郎／著
- 定価（本体 3,800円＋税）　■ A5判　■ 197頁
- ISBN 978-4-7581-0648-1

---

発行　羊土社 YODOSHA
〒101-0052 東京都千代田区神田小川町2-5-1　TEL 03(5282)1211　FAX 03(5282)1212
E-mail：eigyo@yodosha.co.jp
URL：http://www.yodosha.co.jp/

ご注文は最寄りの書店，または小社営業部まで